寿命革命 III

医学博士
見附市保健福祉医療センター長
見附市立病院名誉病院長
高橋壮一郎

文芸社

はじめに　「人生100年時代」は幸せな時代？

日本で公的介護保険制度がスタートしたのは2000（平成12）年のことです。柔軟性がなく非効率な老人医療・福祉制度の再編を図るものでした。その後もよりいっそうの効率化、安定化のために、改正が繰り返されています。

しかし、延命治療のみを主体とした医療のままでは、この制度が破綻に向かうのは必定です。なぜなら、ゼロ歳児の余命である「平均寿命」が延びたとしても、そこから寝たきりや認知症などの介護状態の期間を差し引いた「健康寿命」が短いのであれば、その分、制度への負担が大きくなるからです。制度の改編よりも、まずはだれもができるだけ長く自立した生活を続け、「健康寿命」を延ばす努力をしていかなければなりません。まずは「自助」、次が「共助」、最後に「公助」となる三位一体の取り組みです。

日本人の平均寿命が男女ともに50歳を超えたのは、1947（昭和22）年のことです。その後、右肩上がりで延びていますが、阪神淡路大震災と東日本大震災が発生した1995年と2011年の平均寿命は、前年よりも短かくなっています。

２０１９年の日本人の平均寿命と健康寿命は、次のとおりです。

〇平均寿命
男性81・４１歳　女性87・４５歳

〇健康寿命
男性72・６８歳　女性75・３８歳

ＷＨＯの２０１９年のデータによれば、日本人の平均寿命は、男性がスイスに次いで第2位、女性は第1位であり、男女合わせればＷＨＯ加盟１８３国のうち、第1位の座にあります。日本は世界一の長寿国なのです。ただ、この順位は戦争や震災によって変動します。第1位であり続けるのは、平和な国であるという証左であるとも云えます。近年では新型コロナウイルス感染症およびその関連死は、欧米諸国の平均寿命に多大な影響を与えました。わが国でも２０２１年の平均寿命は前年よりも短縮しました。

また、日本はたしかに長寿国ですが、平均寿命よりおおよそ10年ほども早く健康寿命を迎えているため、男女ともに10年前後は、寝たきりや認知症、高齢による衰弱、ロコモティブシンドロームなどの要支援・要介護状態で、在宅ないし福祉施設で余生を送っている、

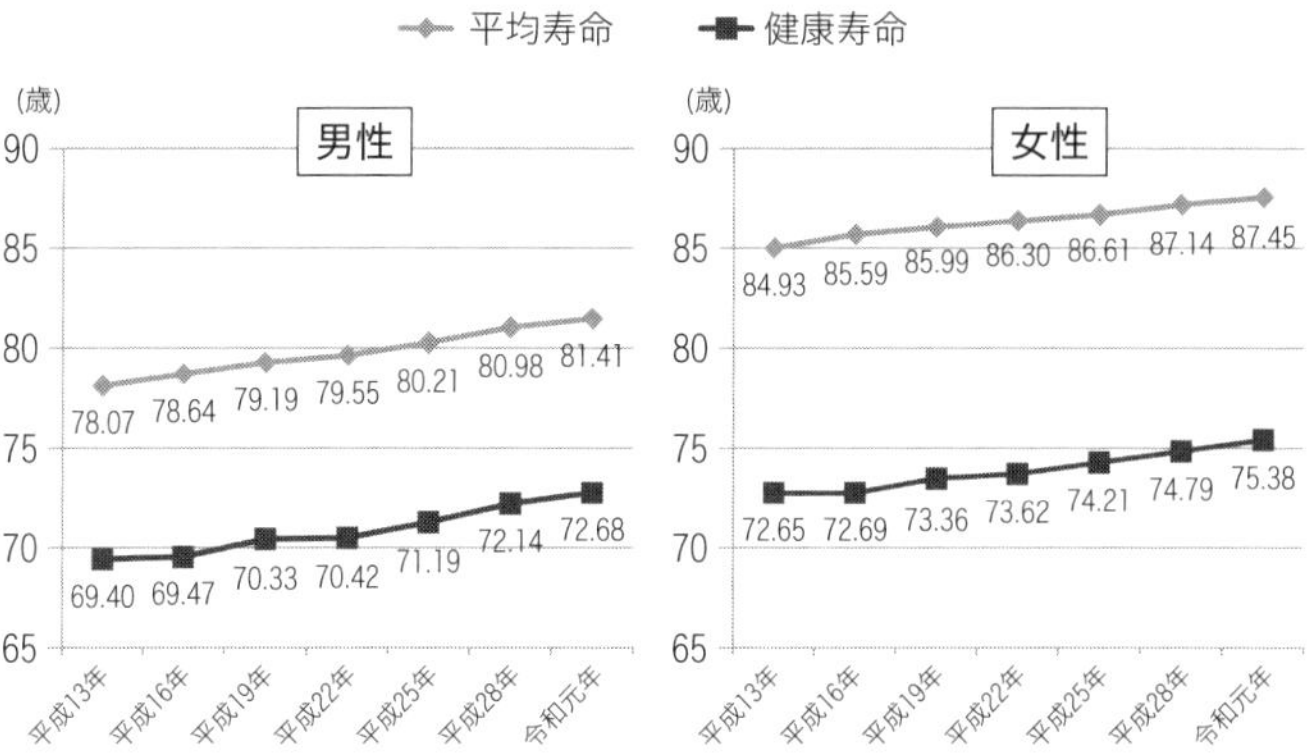

【資料】平均寿命：平成13・16・19・25・28・令和元年は、厚生労働省「簡易生命表」、平成22年は「完全生命表」

図１　縮小されない平均寿命と健康寿命の差

という実情があります。

この平均寿命と健康寿命の差は長い間、縮小されていません。

「健幸《けんこう》」な毎日、つまり「健康で幸福な毎日を送る人生」は、万人の望むところでしょう。

生涯現役をめざし、いつのまにか80歳を超え、90歳を超えて眠るように人生を閉じる。この、「90超えてピンピンポックリ（スリーPデス）」をめざしてはいかがでしょうか。

私は、内科臨床医（いわゆる医者）として50有余年、「論より証拠」の心構えで診療、臨床研究に取り組んできました。その経験から健康寿命の延伸方法をご紹介したいと思います。読者のみなさん一人ひとりの役に立つとすれば、この上なく光栄なことです。

目次

第1章　めざすは健康寿命10年延伸

――90超えて「ピンピンポックリ」

脳卒中は、寝たきりとなる最大の原因です

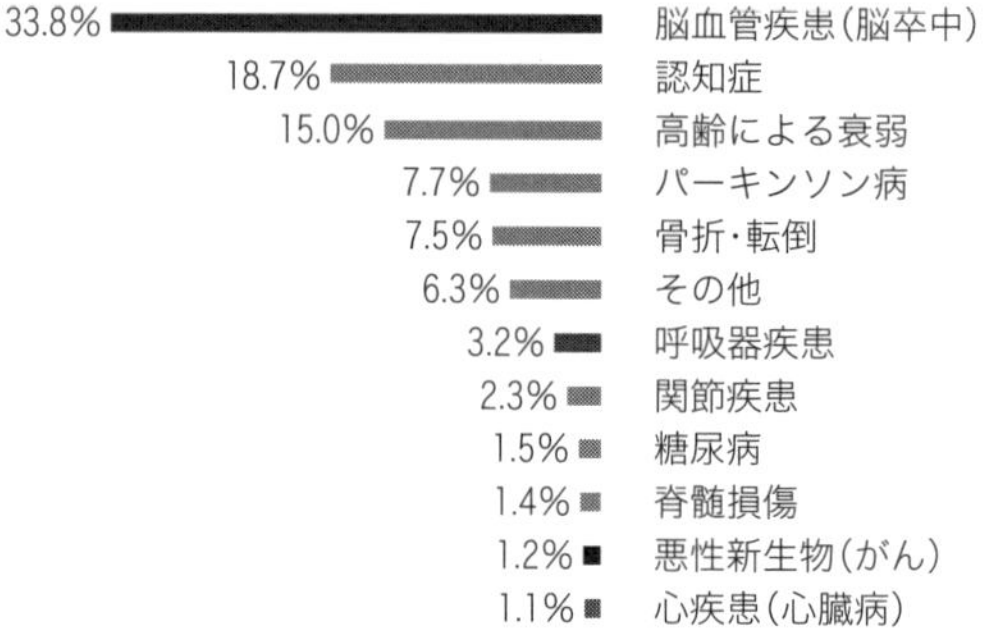

厚生労働省「平成22年国民生活基礎調査」

図2　寝たきり（要介護5）になる主な原因疾患

寝たきりにならないために

PinPinPokkuri（スリーPデス）の最大の敵は「寝たきり」です。寝たきりの原因として脳血管疾患と認知症が第1位の座を競っていますが、認知症は超少子化と超高齢化がもたらす社会現象の影響が大きい疾患ですから、特効薬の開発のみには期待できません。家族の助け合いが重要なのです。

自助、共助、公助によって、高齢者に生き甲《が》斐《い》を持たせ、孤独にしないことです。

認知症のなかには、脳血管性認知症（脳血管疾患が原因で認知症になるもの）もあります。

寝たきり、要介護とならないためには、脳血管疾患の予防が求められます。

脳血管疾患（脳卒中）は、かつては国民の「死因第1位」でした。この状況は１９５１（昭和26）年から１９８０（昭和55）年まで30年間の長期にわたって続きました。

脳卒中は脳梗塞（脳血栓、脳塞栓）、頭蓋内出血（脳出血、クモ膜下出血）に分類されます。

脳血栓はさらに脳の細い血管（穿通枝《せんつうし》）が詰まるラクナ梗塞と、脳の太い血管（皮質枝）が詰まるアテローム血栓性梗塞に分けられます。確実な診断のためにはＣＴやＭＲＩ検査が必須です。

心原性脳塞栓症は心臓にできた血の塊（血栓）が脳動脈に運ばれて血管をふさぐために起きる脳梗塞です。脳出血は血管が破れて脳内に出血するものを指します。

クモ膜下出血は脳動脈瘤《りゅう》の破裂が原因で、脳の表面を覆う脳軟膜とクモ膜の間に出血が起きる病気です。昔はラクナ梗塞が多かったのですが、動物性脂肪過多食と高齢化により、アテローム血栓性梗塞と心原性脳塞栓症が増えています。

１９５０年代の日本は、脳卒中の死亡率、なかでも脳出血の死亡率は欧米諸国に比べて突出していました。しかし、厚労省の統計によると、１９６０（昭和35）年では、脳卒中のうち脳出血が77％を占めていたものの、２００８（平成20）年には26％と約３分の１に減少し、逆に脳梗塞が60％を占めるようになり、その中身は変わっています。

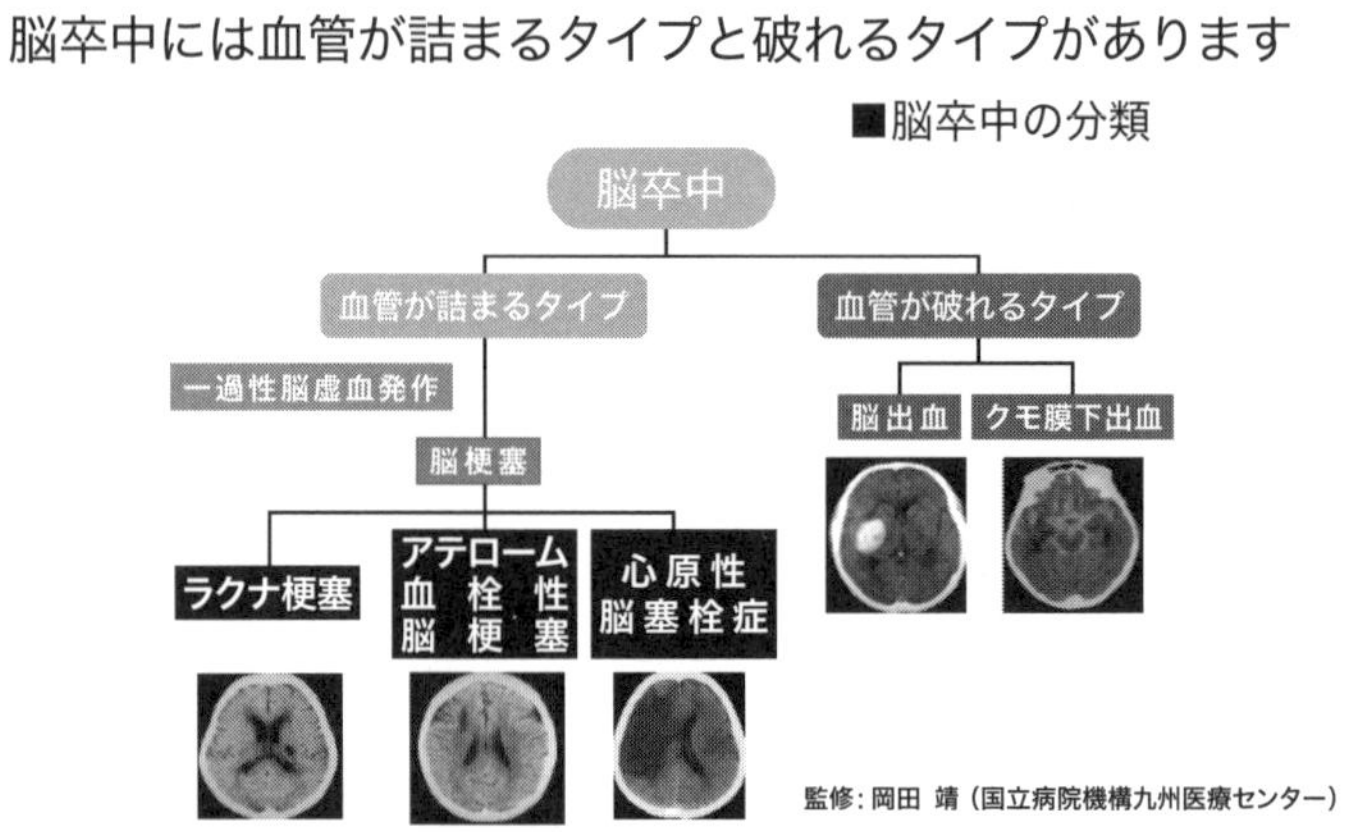
脳卒中には血管が詰まるタイプと破れるタイプがあります
■脳卒中の分類
脳卒中
血管が詰まるタイプ
血管が破れるタイプ
一過性脳虚血発作
脳梗塞
脳出血
クモ膜下出血
ラクナ梗塞
アテローム血栓性脳梗塞
心原性脳塞栓症
監修: 岡田 靖(国立病院機構九州医療センター)

図3-1　脳卒中の分類

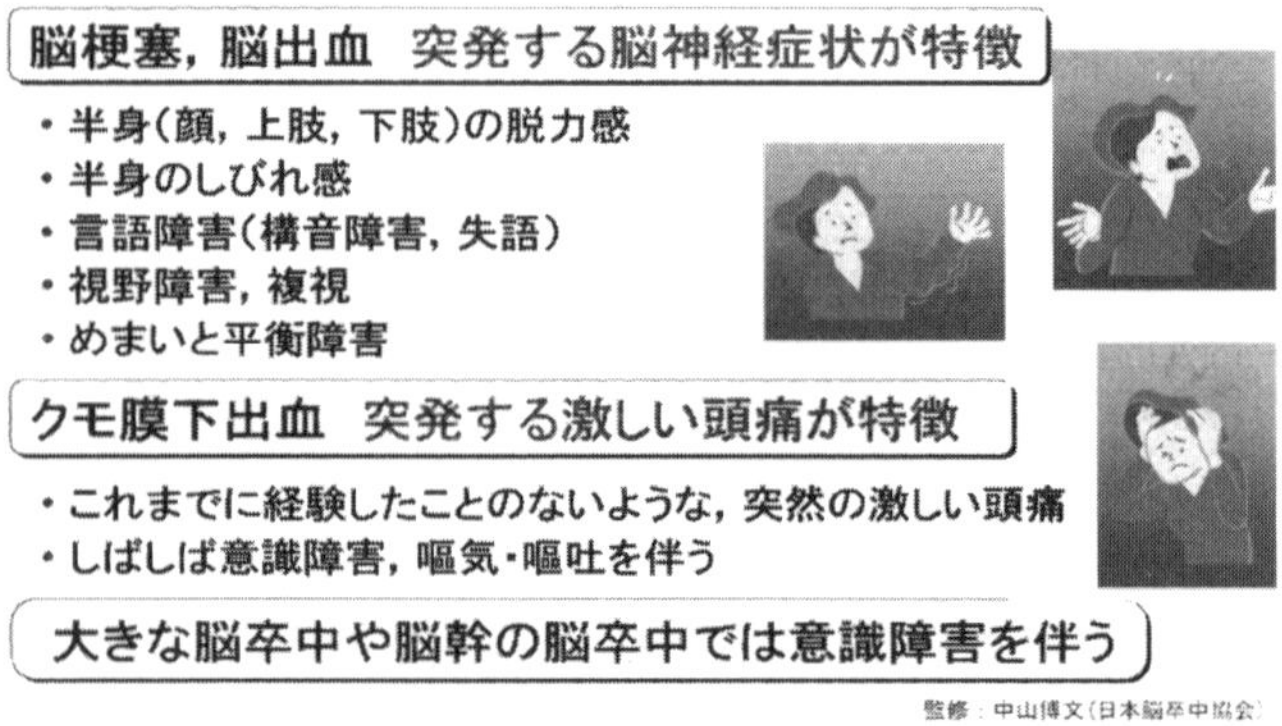
脳梗塞，脳出血　突発する脳神経症状が特徴
・半身(顔，上肢，下肢)の脱力感
・半身のしびれ感
・言語障害(構音障害，失語)
・視野障害，複視
・めまいと平衡障害
クモ膜下出血　突発する激しい頭痛が特徴
・これまでに経験したことのないような，突然の激しい頭痛
・しばしば意識障害，嘔気・嘔吐を伴う
大きな脳卒中や脳幹の脳卒中では意識障害を伴う
監修：中山博文(日本脳卒中協会)

図3-2　脳卒中の症状

1951年(昭和26年)より30年間、国民死因第1位　現在4位

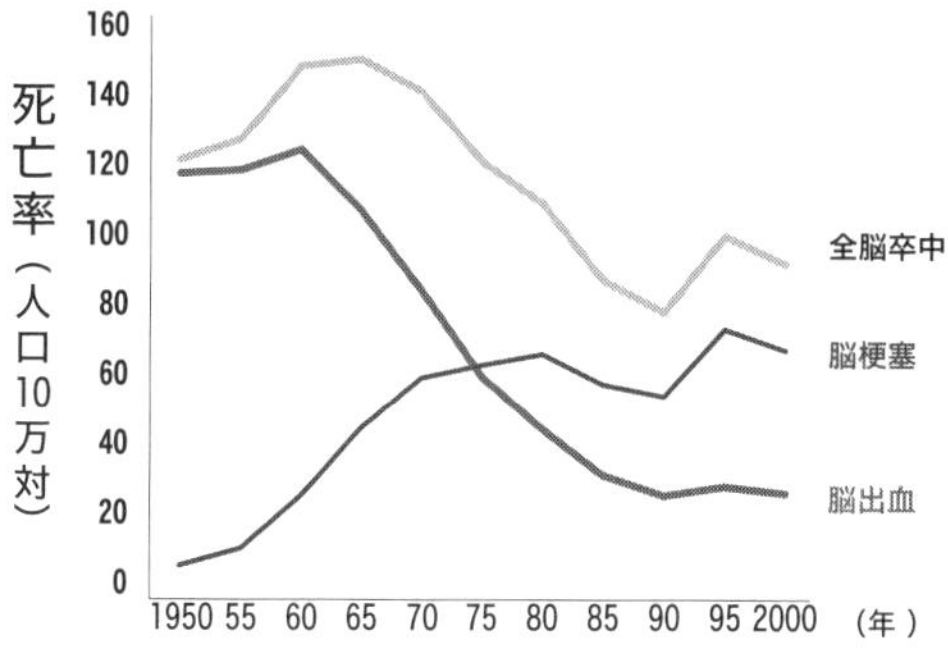

厚生労働省：人口動態統計より

図４　脳卒中の死亡率（人口10万対）の年次推移

■ 脳卒中死亡の内訳

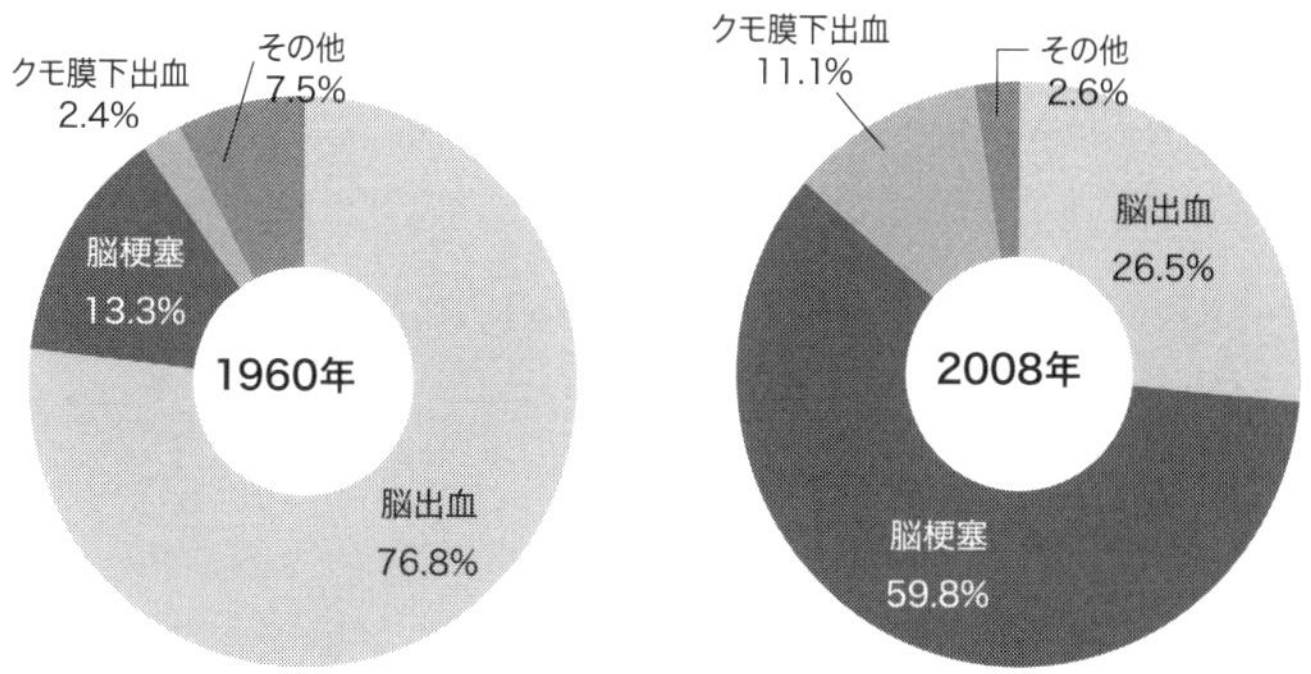

厚生労働省：平成20年（2008年）人口動態統計より作図

図５　脳卒中の主役は脳出血から脳梗塞へ

脳出血が減少した原因として巷間《こうかん》で伝えられているのは、高血圧治療の普及と進歩、食生活の欧米化、減塩キャンペーンの成果というものです。

しかし、私は見逃せない重大な原因があることに注目してきました。

それは、「冷蔵庫の普及」です。池田内閣の「所得倍増計画」に端を発し、国民所得は急激に増加し、食と社会生活に大きな変化をもたらしました。1950年代半ばから一般家庭に普及しはじめた冷蔵庫は、60年の普及率10%程度から70年に89%、80年には99%に達し、ほぼ全世帯に普及しました。

しかし、所得の伸びは1990年以降は停滞し、95年以降ほとんど伸びていません。ちなみに厚労省の国民基礎調査によれば、2005年は363万円、2010年は349万円、2015年は361万円となっています。1965年から95年までの良き時代が懐かしく思い出されます。

ポックリ脳卒中（脳出血）の減少

ポックリ脳卒中（脳出血）が減少したのは、国民所得の増大と電気冷蔵庫の普及によります（図6）。脳卒中多発地帯の農山村にも所得の増加と冷蔵庫普及の波が到達しました。

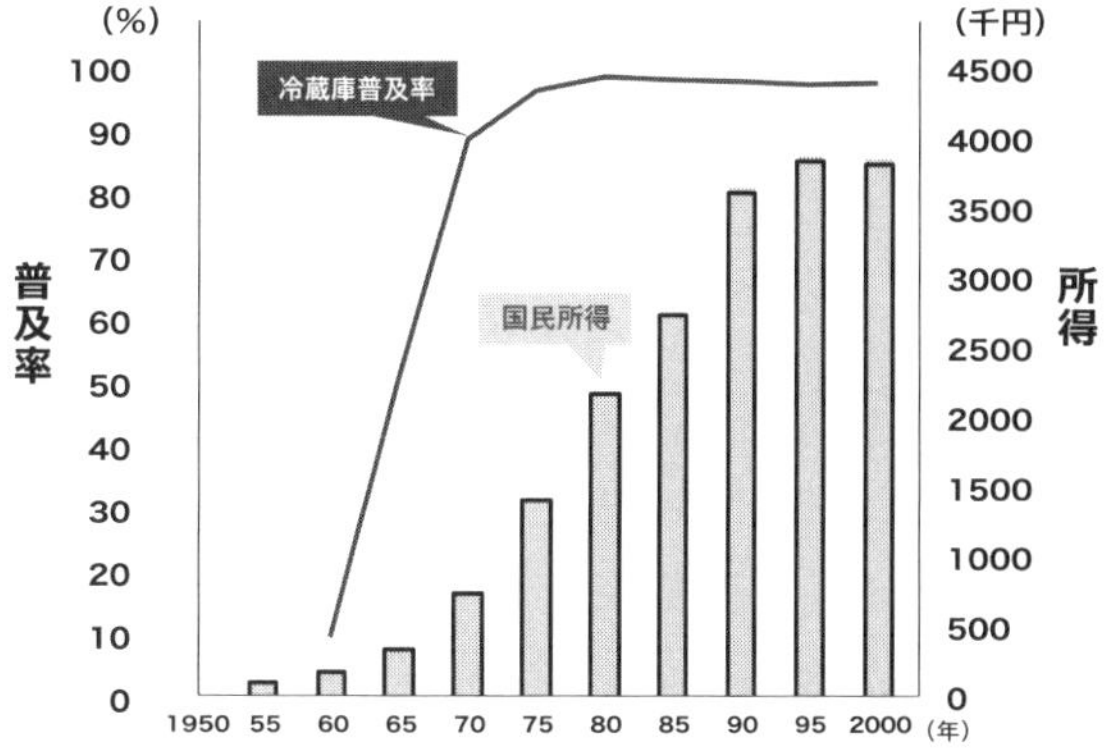

高橋壮一郎：９０超えてPinPinPokkuri,2010

図６　国民所得と冷蔵庫の普及率

その結果、都会人に遅れましたが食生活の内容が大きく変わりました。それは、食塩摂取量の著しい減少と動物性脂肪摂取量の増加です。動物性たんぱく摂取量も増加しました。

長い間、もっぱら塩蔵品として食べざるを得なかった野菜・魚・肉類が生鮮食品として食べられるようになり、食塩の１日摂取量は一気に減りました（図７－１）。

新潟県や東北地方の農村では、冷蔵庫普及前には24～34ｇも摂っていました。厚労省の「国民栄養調査」に食塩摂取量の項目が入った１９７２年のガイドラインによると、15ｇ以下で、かつ「13ｇ程度は必要」とされています。１９４２年の戦中生まれで、全国民が貧しいながらも復興に燃えていた時代を新潟県の片田舎で過ごした自然児が、今も思い出すのは、年越鮭の塩味と炎天下で農作業を終えて帰途につく村人の顔です。焼鮭にかぶり付いた瞬間、あまりの塩辛さに体が「ブルッブルッ」と震えました。

炎天下（猛暑）の農作業では、低張（塩分喪失）性脱水症を防ぐために、ヤカンの水に塩を加えて飲んでいたので、汗の中の塩が乾いて顔にこびりつき顔を白く染めていました。塩分の多い飲食物をつねに口にしていましたので、50代、60代になると、冬の間に脳出血でポックリ、というケースが多発したのです（図7－2）。

食塩の過剰摂取は高血圧になる可能性を高くし、また、高血圧が脳出血の最大の危険因子であることは、万人の認めるところです。

なお、日本人の約半数は、食塩摂取過多でも高血圧になりにくい（食塩非感受性）と云われていますが、血圧に関係なく、食塩摂取過多は脳出血、心肥大、タンパク尿を誘発することが報告されていますので、食塩摂取量は少ないに越したことはありません。

■歴史的に見たわが国の減塩

①１９５０年代半ばからの電気冷蔵庫の普及に伴い、塩蔵食品から生鮮食品への変化がもたらされました。６０年に10％程度の冷蔵庫普及率は８０年には全世帯に普及し（脳出血多発地帯の農山村の普及は大都市に比べて遅れた）、その結果、冷蔵庫普

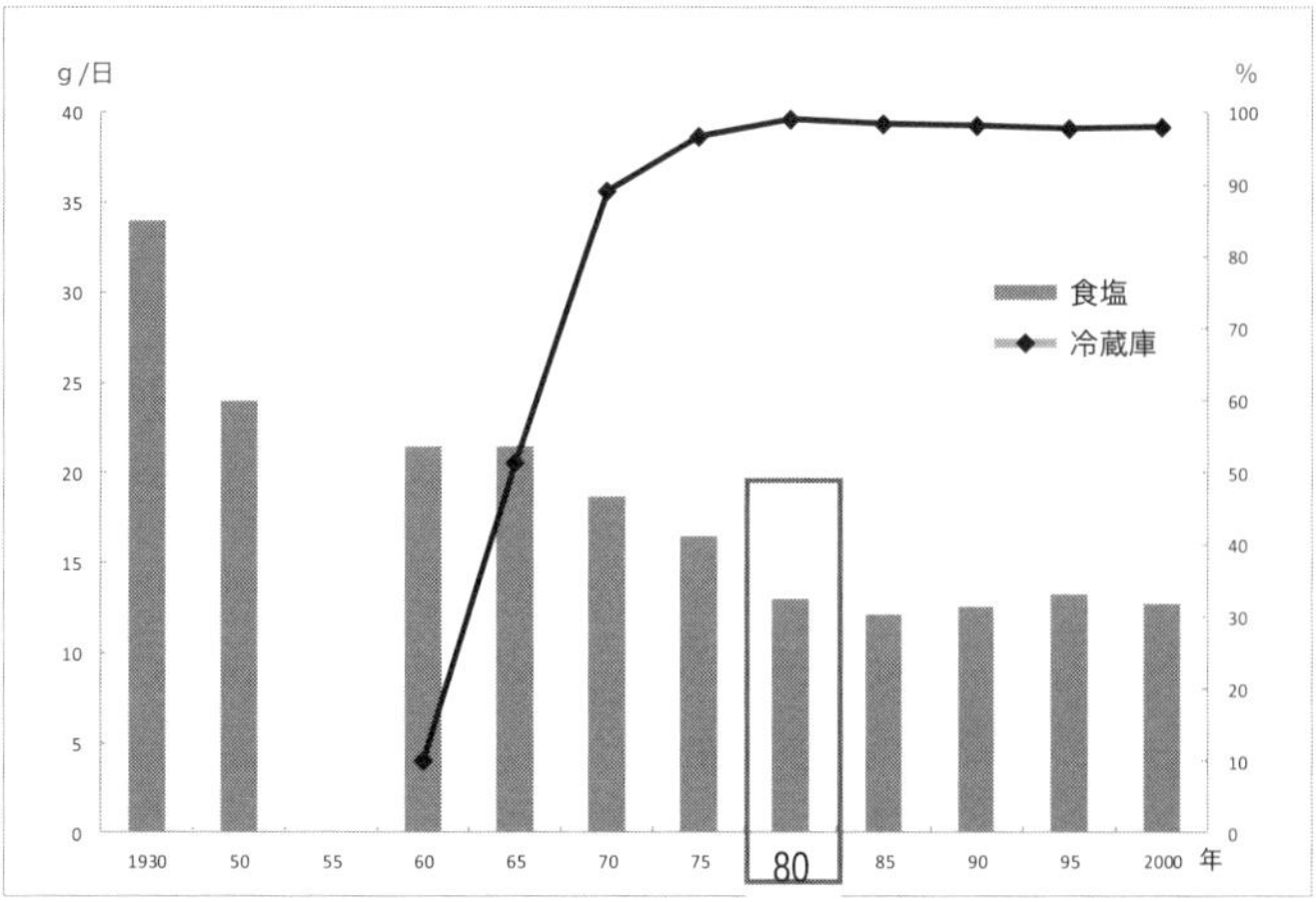

図7-1　冷蔵庫普及率と食塩摂取量

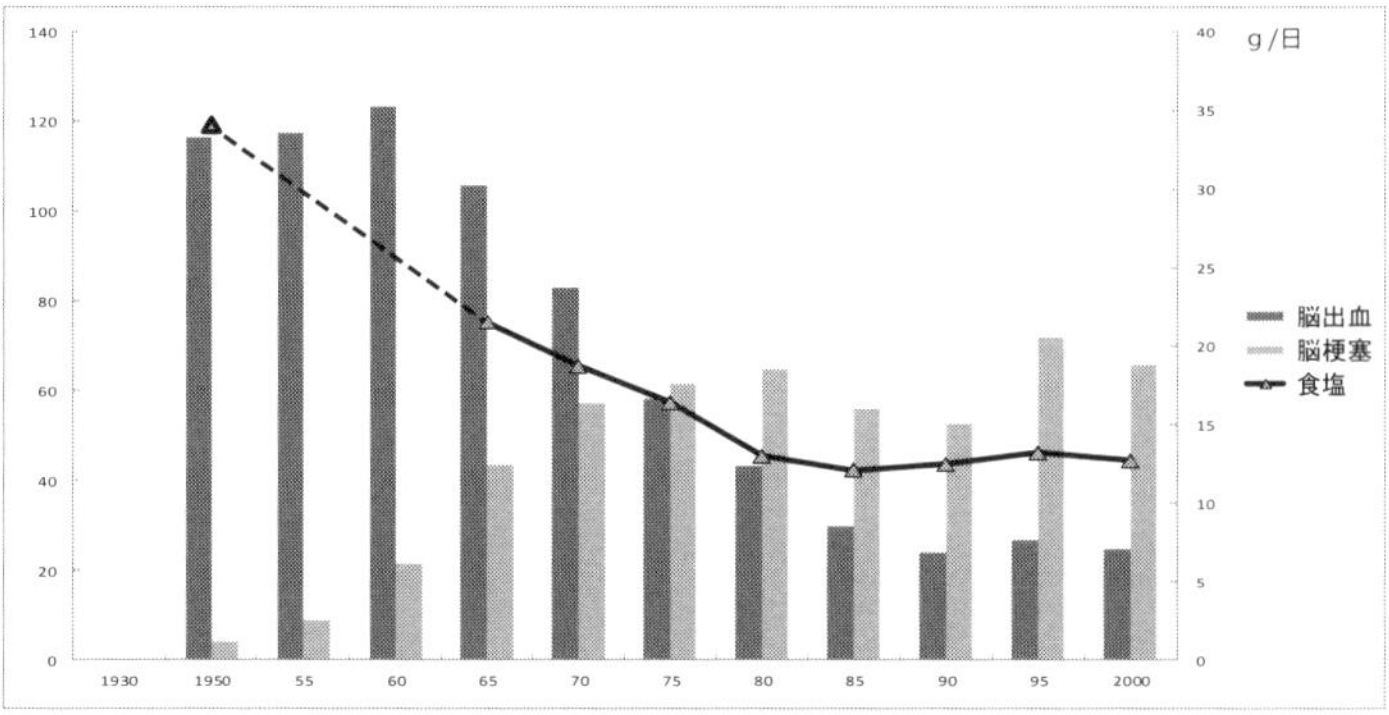

図7-2　食塩摂取量と脳卒中死亡

及前の1日食塩摂取量は80年にかけて、図7－1のように激減しました。

②1980年以降は減塩運動の成果であり、多数の発表と文献があります。

③私の勧める究極の減塩・減量法は「おかずを先に食べ、食べ終わってからご飯を食べる」という会席料理の食べ方です。おかずだけ続けると塩分は抑えざるをえません。ご飯の順になると、胃腸にはおかずや数口のご飯や水分が消化・吸収の段階にありますので、ご飯の量は減らすことができますし吸収はなだらかになります。

脳卒中死は1951年から1980年までの30年間、わが国民死因の第1位でしたが、現在は第4位に後退しています。しかし、ポックリ脳卒中は減ったが、動物性脂肪摂取量の増加と人口の高齢化に伴い、死に至らない脳梗塞の発症は増加しています。

脳卒中の変遷は「いつごろ」から始まった

それは、電気冷蔵庫が一般家庭に普及し始めた1955年ごろです。

冷蔵庫の普及に伴って食塩摂取量を激減させることができましたが、もう一つの大きな原因は、国民所得の急激な増加によって食生活や社会生活が豊かになったことです。食生活が豊かになって、動物性脂肪と動物性たんぱく質の摂取量は急激に増え、炭水化物（糖

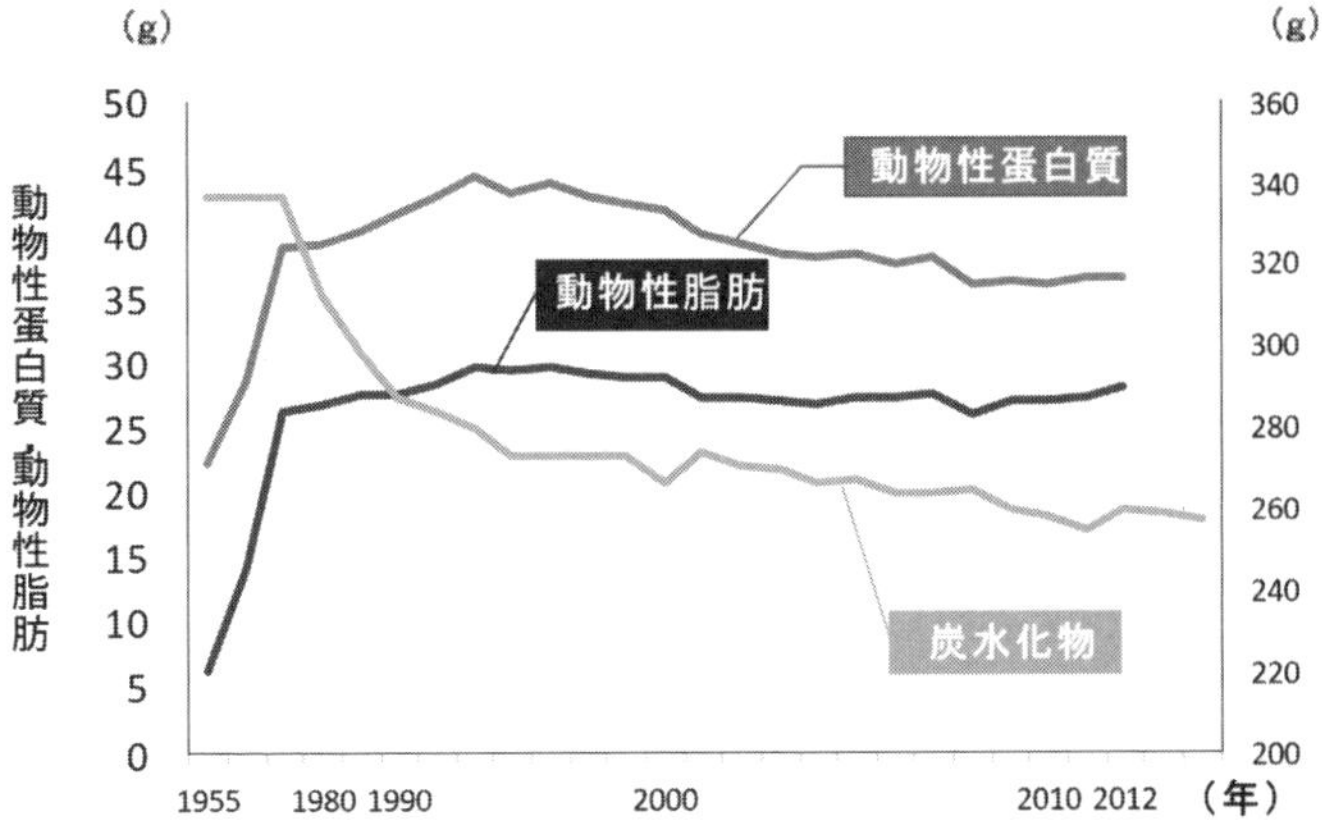

図８　動物性脂肪・たんぱく質および糖質摂取量の年次推移

質）は減りました（図８）。

食塩摂取量の激減とともに、この動物性たんぱく質摂取量の激増（冷蔵庫がほぼ全世帯に普及した１９８０年には１９５５年の１・８倍以上）がアミノ酸バランスの改善ももたらし、10年後の１９９０年にはポックリ脳出血を９割も減少させたのです。

動物性脂肪（飽和脂肪酸過多脂肪）は魚類を除くと１９５５年の６・４ｇから１９８０年には26・９ｇと４・２倍に激増しました。この動物性脂肪過多が10年後の１９９０年脳梗塞死を55年の９・５倍に著増させるとともに心臓病など動脈硬化性疾患（図９）の増加とメタボリックシンドローム（インスリン抵抗性症候群）、糖尿病（図10）の増加をもたらしたのです。

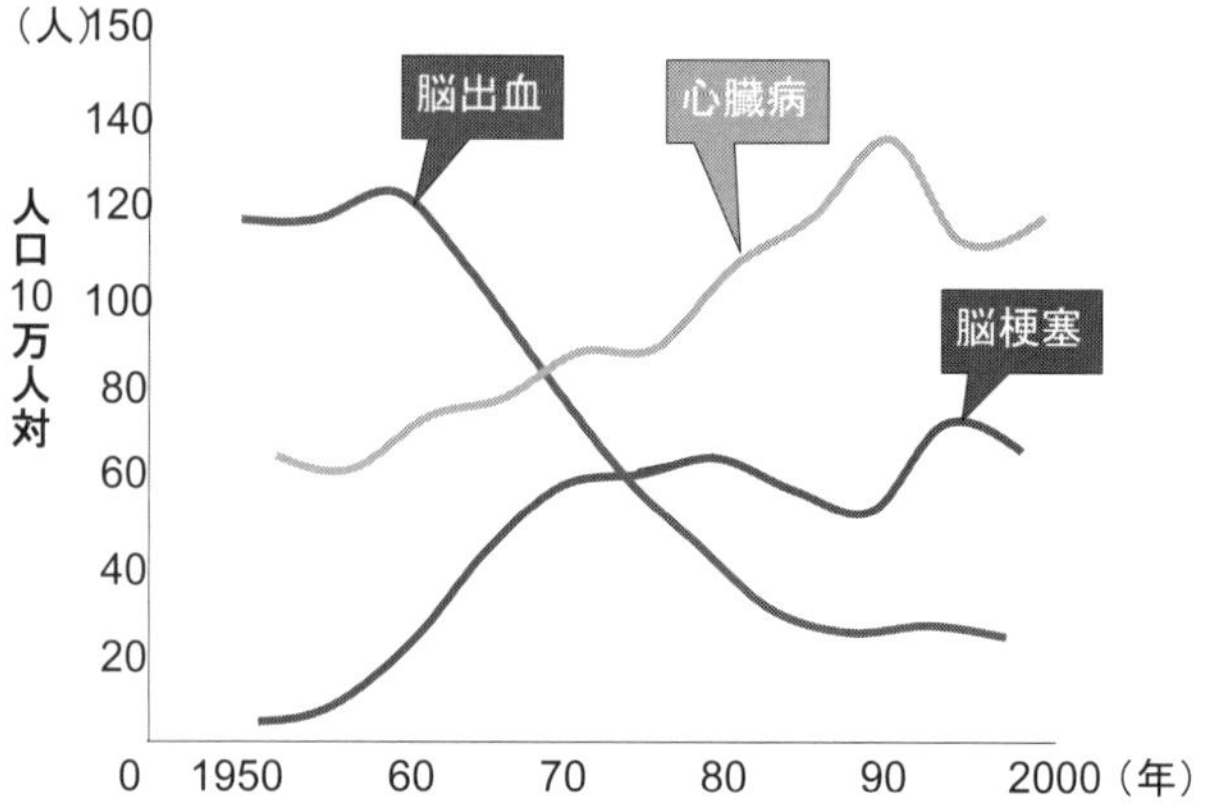

図９　脳出血・脳梗塞・心臓病死亡の年次推移

さらに、危惧されることは、図11にあるように２０１７年より動物性脂肪の１日摂取量が30ｇを超えていることです。

国民の高齢化とともにこの動物性脂肪の摂取過多が動脈硬化および動脈硬化性疾患の発症と進展に大きな役割を果たしていることは間違いありません。表１に脳出血死の減少および脳梗塞死の増加の要因をまとめました。

脳梗塞・心筋梗塞を引き起こす動脈硬化に注意を

動脈硬化の主な原因は、長年の高血圧症、脂質異常症や糖尿病などで血管の壁が硬くなったり、厚くなって内腔が狭くなったり、血管壁にコレステロールやカルシウムが沈着し、プラーク・粥腫《じゅくしゅ》が形成されることです。「人

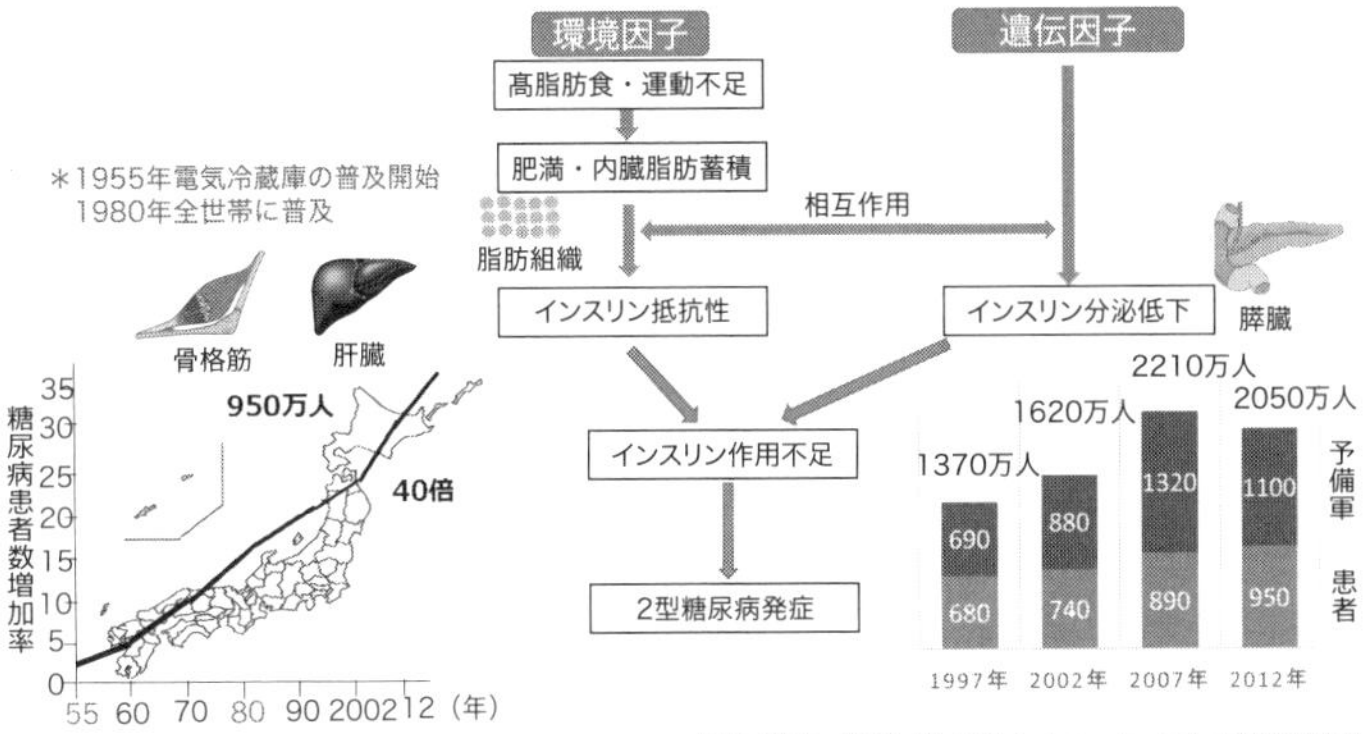

山内　敏正、門脇　孝：Diabetes　Jounal ,42(3)2014

図10　我が国の２型糖尿病急増の背景

	総脂質g	（うち動物性）g
1955年	20.3	6.4
1965年	36.0	14.3
1975年	55.2	26.2
1980年	55.6	26.9
1985年	56.9	27.6
1990年	56.9	27.5
1991年	58.0	28.4
1995年	59.9	29.8
1996年	58.9	29.3
1997年	59.3	29.7
1998年	57.9	29.2
1999年	57.9	29.0
2000年	57.4	28.8
2001年	55.3	27.2
2002年	54.4	27.2
2003年	54.0	27.1
2004年	54.1	26.8
2005年	53.9	27.3
2006年	54.1	27.3
2007年	55.1	27.7
2008年	52.1	25.9
2009年	53.6	27.0
2010年	53.7	27.1
2011年	54.0	27.4
2012年	55.0	28.0
2013年	55.0	28.1
2014年	55.0	27.7
2015年	57.0	28.7
2016年	57.2	29.1
2017年	59.0	30.0
2018年	60.4	31.8

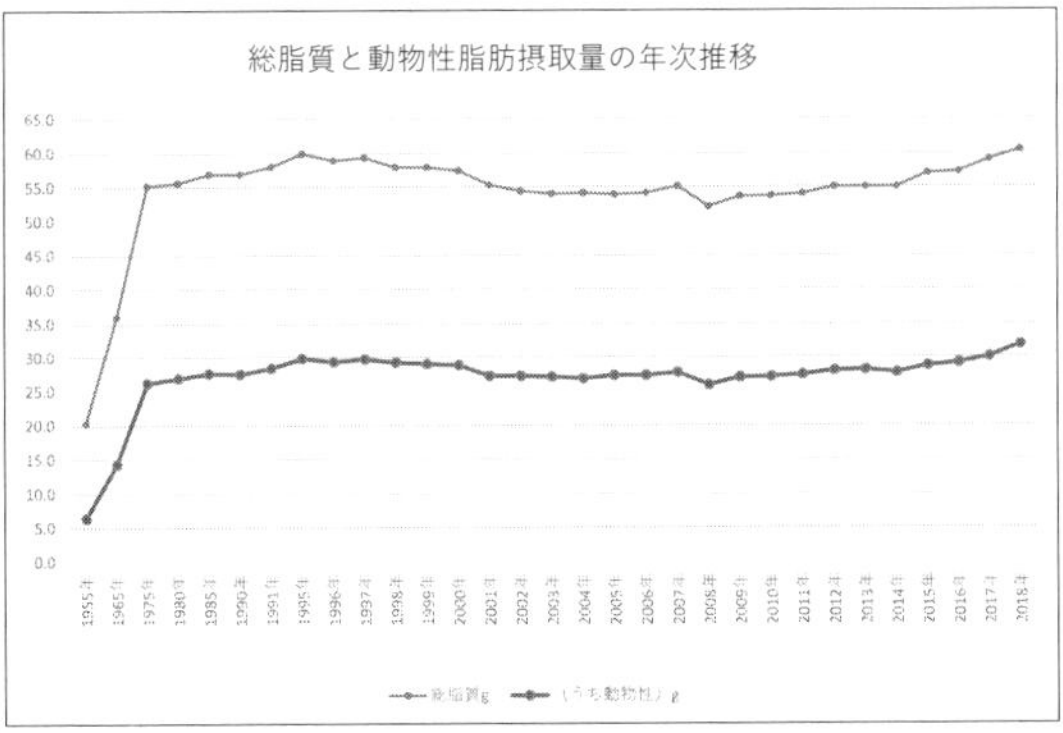

1955年の動物性脂肪6.4g、1980年26.9g、2018年31.8g。動物性脂肪は2017年に30gとなりその後増加している。
栄養素等摂取量の年次推移（国民1人あたり）（1955-2018）

出典資料　国民健康・栄養調査報告（2003-2019）

図11　総脂肪と動物性脂肪摂取量の年次推移

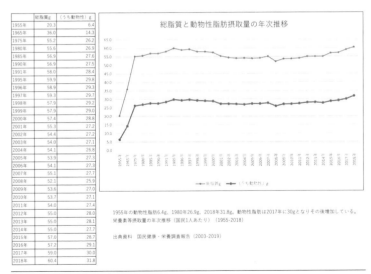

表1　脳出血死減少と脳梗塞・心臓病死増加の要因

●冷蔵庫の普及による食塩摂取量の減少とたんぱく質摂取量の増加
・屋外での力仕事の減少
・予防キャンペーンの効果
・高血圧治療普及と進歩　など
●冷蔵庫の普及による動物性脂肪摂取量の著増は脳梗塞死、心臓病死の主要原因の一つ
●近年は高齢化や心房細動、メタボリックシンドロームの増加が脳梗塞（脳塞栓、脳血栓）の増加に寄与

インターソルト研究成績（Lancet297：319,1988）から米飯食（和食）を主食とするわが国民の1日食塩摂取量は6-7gが適量と考えます。

は血管とともに老いる」とは、カナダ生まれの世界的な臨床医にして高名な医学者オスラー博士の有名な言葉です。血管を若く保つことが、体全体の抗老化につながるのです。

血中脂質のうち、悪玉コレステロールとも呼ばれるＬＤＬコレステロールは、ステロイドホルモンの材料・細胞膜の構成成分、胆汁酸の材料として重要な物質ですが、ＬＤＬコレステロール（ＬＤＬＣ）が過剰に増えると血管内皮下にたまり、「粥腫（プラーク）」という粥状の固まりとなって、次第に血管が狭くなっていきます。

この状態が一般に動脈硬化と呼ばれる粥状硬化の形態です（図12）。

アテローム血栓性脳梗塞や心筋梗塞は、プラークが増大して血管の内腔を狭くして血流障害を起こすこと、あるいは一番狭くなっている部分に血

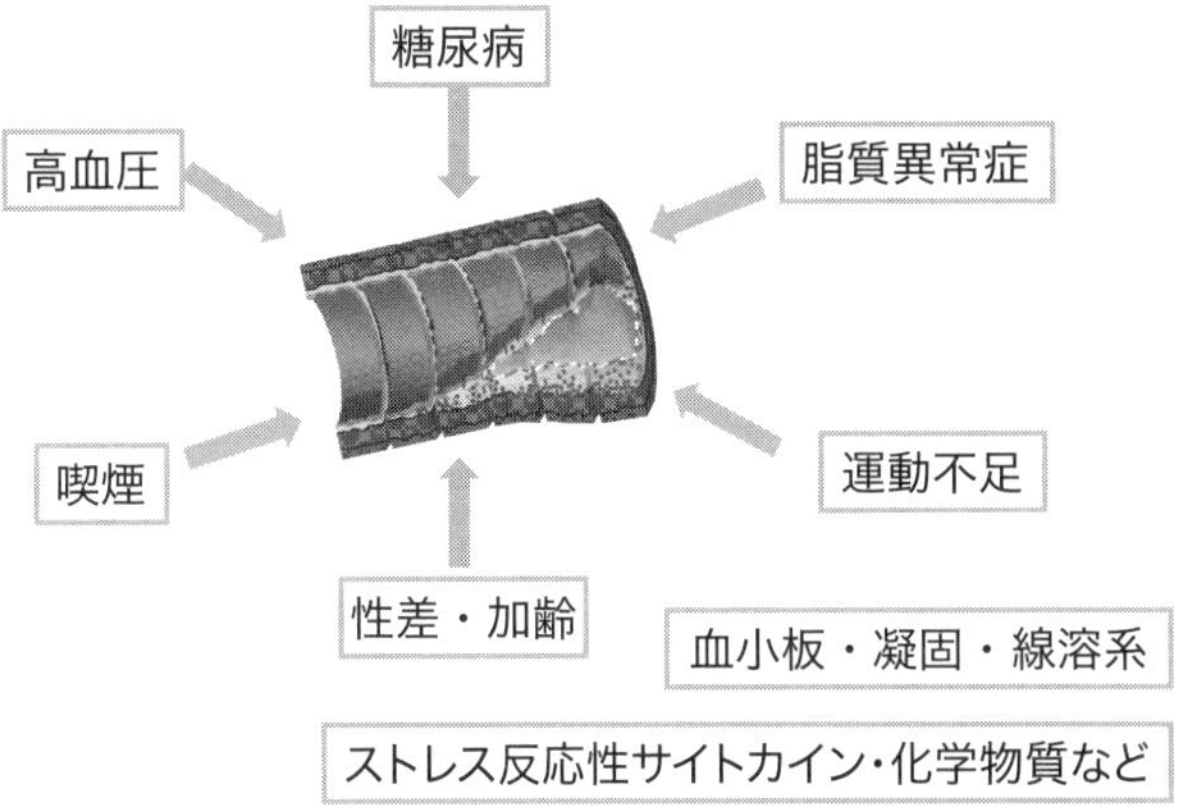

監修：荻原俊男　予防とつきあい方シリーズ,脂質異常症・肥満-動脈硬化　P.90　メディカルレビュー社　改変

図12　動脈硬化（粥状硬化）と危険因子

栓が生じることで発症すると考えられてきましたが、急性心筋梗塞の約7割は狭窄率《きょうさく》50％未満のプラークの破綻（プラークラプチャー）によって起きていることが明らかになったのです（図13、14）。そこで破綻しやすいプラーク（不安定プラーク）を破綻しにくいプラーク（安定プラーク）にすることの重要性が広く認識され、今日では、「プラークの安定化」が発症予防の中心になっています。

健康診断の結果、ＬＤＬＣ値が高い方は、簡便法として頸動脈《けいどうみゃく》のプラークについて超音波（エコー）検査で確認する必要があります。

私はプラークの性状から薬物療法の要否を決定しますが、「バランスの良い食事」

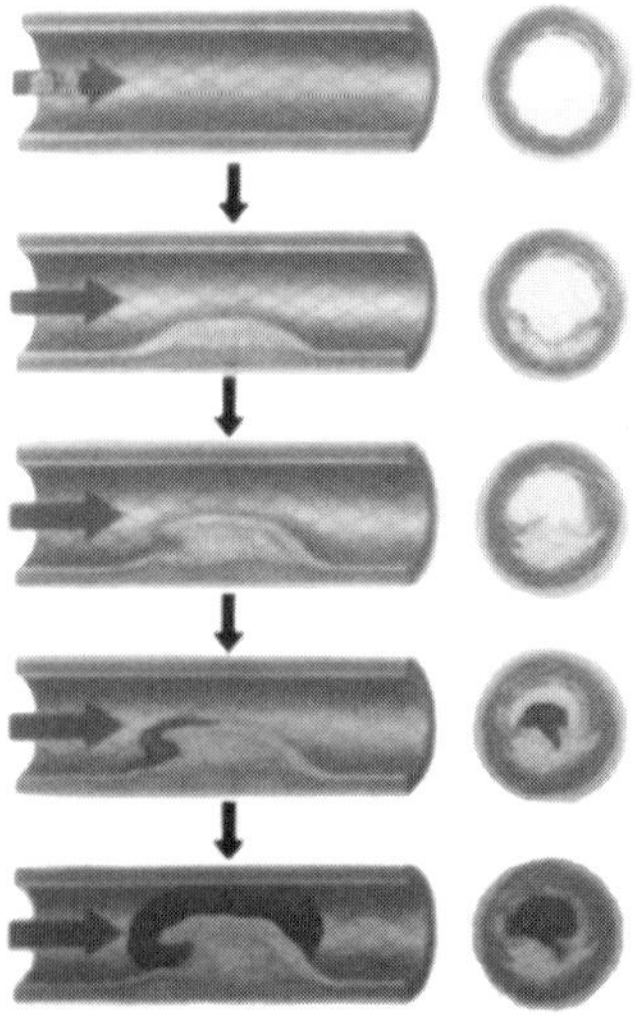

図13　粥状硬化症の進展と頸動脈プラークラプチャー

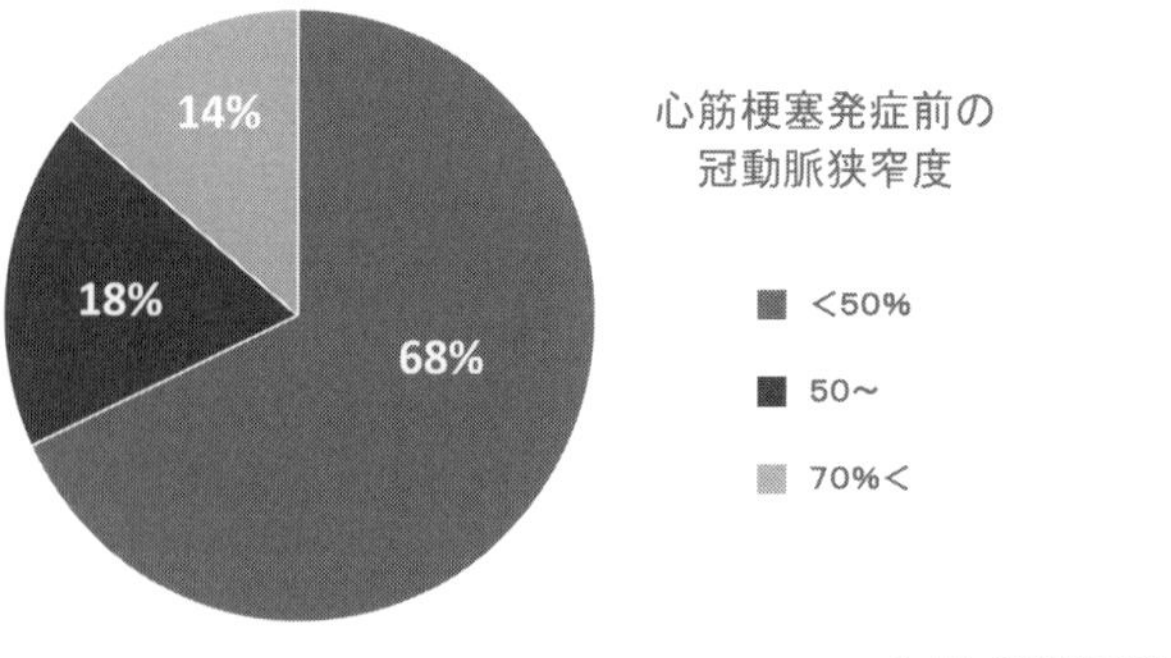

図14　冠動脈狭窄の程度と心筋梗塞発症の関係

と「適度な運動」が大切であることは云うまでもありません。

生活習慣病の対策

病気は遺伝（体質）、病原体、環境（生活習慣を含む）などの要因が関係しあって発症します。このうち環境の影響がとくに大きいのが「生活習慣病」です。まさに子どものころから、若いころからの生活習慣の付けが回ってきた結果だと云えます。

その疾患群は多岐にわたりますが、私は予防の観点から、第一次〜第三次の3つに分けて捉えることを提案してきました（図15）。

○第一次生活習慣病（保健・医療分野が対応）

肥満症（メタボリックシンドローム）、高血圧症、

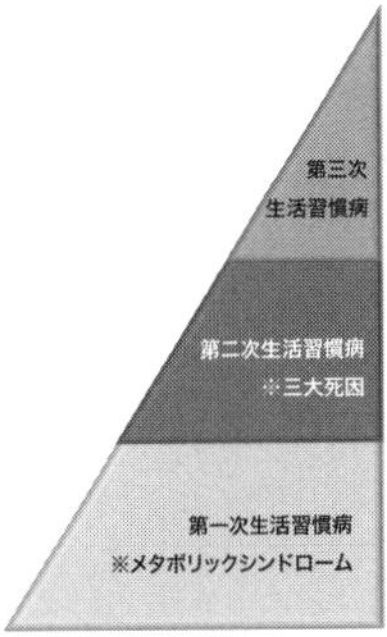

第三次生活習慣病・・・・・・・・・・・・・・・福祉・医療
寝たきり、認知症、失明、廃用症候群、
重篤な臓器不全　（末期腎不全など）

第二次生活習慣病・・・・・・・・・・・・・・・医療
脳血管疾患、がん、虚血性心疾患、不整脈、心不全、
フレイル、骨折、糖尿病合併症、COPD、CKD、
痛風、アルコール関連疾患、ASO、　ロコモ

第一次生活習慣病・・・・・・・・・・・・・・・保健 ・ 医療
肥満症、高血圧症、糖尿病、脂質異常症※、
高尿酸血症、骨粗鬆症、前がん状態、
ストレス関連疾患、アルコール依存症、タバコ病

図15　主な生活習慣病

糖尿病、高脂血症（脂質異常症）、高尿酸血症、骨粗鬆症《こつそそうしょう》、ストレス関連疾患、前がん状態、アルコール依存症、タバコ病

○**第二次生活習慣病（医療分野が対応）**
脳血管疾患、がん、虚血性心疾患、不整脈、心不全、フレイル、骨折、糖尿病合併症、慢性閉塞性肺疾患（ＣＯＰＤ）、慢性腎臓病（ＣＫＤ）、痛風、アルコール関連疾患、閉塞性動脈硬化症（ＡＳＯ）、ロコモティブシンドローム（ロコモ）

○**第三次生活習慣病（福祉・医療分野が対応）**
寝たきり、認知症、失明、廃用症候群、重篤な臓器不全（末期腎不全など）

第一次生活習慣病は、死にもつながる第二次生活習慣病が発症・進展する危険因子です。サイレントキラー（無言の殺し屋）とも呼ばれ、目立った症状には乏しいのですが、けっして放置すべき病気ではありません。生活習慣の是正や適正な薬物治療によって克服することが健康寿命延伸の第一歩です。

第二次生活習慣病は、国民死因の大半を占める疾患で、がんや脳・心血管疾患などをこ

こに分類しています。生活習慣病が関係する慢性腎臓病、骨折などの疾患も含めます。ほぼ高齢者に特有な病気であるロコモティブシンドローム（ロコモ）やフレイルも第二次生活習慣病に入れても良いでしょう。これらの発症予防は医療による早期発見と早期治療が中心になります。

この第二次生活習慣病の進展、重症化で起きるのが「第三次生活習慣病」です。第三次生活習慣病は、社会の高齢化が進むにつれて増えていきます。この第三次まで進んだ生活習慣病になると「完全に健康寿命が損なわれている」ということになります。

まずは第一次生活習慣病の対策から

日本人の死因の大半を占めるのは、がんや脳・心血管疾患などの第二次生活習慣病です。この第二次生活習慣病の発症と進展の危険因子（リスクファクター）にあたるものを第一次生活習慣病に位置づけています。以下に50有余年にわたる日常診療の経験から得た知恵を加え、医者が必ず診療するコモンディジーズ（ありふれた病気）について述べたいと思います。

■高血圧　―血圧は低ければ低いほどいい―

日本の高血圧有病率（収縮期血圧１４０㎜Hg以上または拡張期血圧90㎜Hg以上、または降圧薬服用中）は40～74歳で男性60％、女性41％、75歳以上では男性74％、女性77％です（２０１６年　厚生労働省国民健康・栄養調査より）。

すでに受診している人のなかでも、約半数は降圧目標値に達していないと推定されています。さらに、良好な血圧コントロール下にある人は、せいぜい１割程度と云っても過言ではないでしょう。

私の診療では、高血圧治療は家庭血圧中心の降圧療法としています。

患者さま（以下敬称略）には家庭血圧を毎日測定・記録してもらいます。それをもとに、2～4週間ごとに再診し、初診から3～5回の診察の結果に応じて、必要な降圧薬の種類と投与時刻を決定、その後は診療予約日直前3日間の朝食前、昼食前、就寝前の血圧・脈拍を所定の用紙に記入し、診察日に持参していただきます。その記録をもとに血圧コントロールのほかに、その患者の心身の状態を把握しています。夕食後から翌朝までの降圧には、とくに留意すべきで、時には自由行動下血圧測定でチェックすることもあります。

高齢者といえども血圧の管理目標値は、家庭血圧、診察室血圧とも１３０／80㎜Hg未満、収縮期の範囲は１２９～１００、拡張期は79～50㎜Hg、脈拍は75～50／分に収まることを目指します。

血管にとって、その内側を流れる血液の圧力はストレスともなるのです。そのため、血液量の低下で臓器に障害が発生しないかぎり、血圧は低く維持するのが合理的です。

四半世紀にわたって厳格な降圧治療を実施してきた患者（表２）の場合、96歳の現在、かつて見られた網膜の細小動脈硬化は消失し、下肢動脈の狭窄・閉塞は認められず、血管の硬化は加齢にもかかわらず進んでいません（図16）。認知症はなく、腎硬化症による慢性腎臓病はＧ3aA1と年齢のわりには軽度です（63ページ表10）。

ところで、脱水による血圧の急激な降下には注意が必要です。体が脱水の状態になると、循環血液量が減り、血圧が著しく低下します。それによって脳・心臓・腎臓などに急性循環不全がおき、脳では立ちくらみ、めまい、失神、意識の混濁がおきます。

家庭血圧値は単に血圧のみならず、患者の心身の状態やストレスを知る手段となっています。92ページで後述しますが、ヒートショックの主因は「脱水による急性循環不全」であるとの仮説は、長年の就寝前の家庭血圧の変動とその治療から導きだされた結論です。

表2　家庭血圧記録の一例（K.Sさん92歳、平成29年10月）

患者番号　　　　　　　　　　　　（　毎日　・（受診前の3日間））

氏　　名　K．S　　女性

生年月日　大正15年生

　　　　　92歳

科　　名　内科

施 行 日

＊血圧をはかりましょう＊

※血圧をはかるときは……

① すわるかイスにこしかけて

② 2分以上やすんで、はかりましょう！

（H.　29　年　10　月分）～

日	起床時 血圧	起床時 脈拍	昼前 血圧	昼前 脈拍	寝る前 血圧	寝る前 脈拍
11/25	128/68 5時30分	57	119/67 11時30分	70	126/71 20時50分	58
11/26	127/64 5時20分	69	112/67 11時50分	57	133/69 21時00分	68
11/27	115/68 5時20分	68	115/68 11時30分	68	136/71 20時50分	58
1/6	123/71 5時30分	57	122/69 11時30分	53	123/65 20時00分	55
1/7	110/66 5時20分	59	116/66 11時40分	62	126/68 20時30分	60
1/8	114/64 5時20分	56	125/68 11時30分	62	128/63 20時00分	54
2/17	126/75 5時30分	55	121/68 11時50分	60	132/76 20時30分	44
2/18	121/68 5時20分	60	118/65 11時30分	61	122/70 20時40分	55
2/19	120/66 5時20分	61	120/66 11時50分	61	130/71 20時30分	58
3/31	121/65 5時20分	54	106/64 11時30分	41	112/71 21時00分	53
4/1	119/68 5時30分	62	115/66 11時50分	63	128/72 20時50分	52
4/2	117/71 5時20分	58	114/62 11時50分	64	138/69 20時50分	51
5/12	123/69 5時20分	53	127/72 11時30分	53	123/67 20時30分	53
5/13	117/67 5時30分	59	114/73 11時50分	64	137/73 20時50分	46
5/14	111/65 5時30分	58	107/58 11時30分	50	127/60 20時30分	54
6/23	120/62 5時40分	63	117/65 11時40分	61	124/56 20時50分	58
6/24	124/63 5時30分	58	122/61 11時50分	63	127/60 20時40分	56
6/25	127/69 5時30分	59	114/59 11時50分	65	127/59 20時50分	54
8/4	106/60 5時30分	56	103/56 11時30分	63	124/64 20時00分	57
8/5	115/61 5時40分	56	113/58 12時00分	65	126/58 20時40分	54
8/6	119/63 5時30分	56	118/58 11時40分	58	124/60 20時30分	55
9/15	106/63 5時30分	58	105/59 11時40分	57	127/60 20時40分	57
9/16	111/59 5時20分	60	109/53 12時00分	58	117/57 20時50分	51
9/17	104/61 5時30分	60	108/51 11時50分	62	126/60 20時40分	56
10/27	123/68 5時40分	58	118/76 11時50分	52	131/67 20時30分	61
10/28	119/64 5時00分	57	104/56 11時40分	57	128/66 20時50分	55
10/29	127/68 5時50分	56	125/65 11時40分	57	124/62 20時20分	54
12/8	117/63 5時40分	54	123/67 11時40分	57	130/62 20時50分	58
12/9	122/64 5時30分	62	116/65 11時50分	59	125/59 20時30分	57
12/10	124/67 5時40分	55	120/61 12時00分	65	132/65 20時50分	59
	/ 時　分		/ 時　分		/ 時　分	

※診察のときは、この用紙をお持ちになっておいでください。

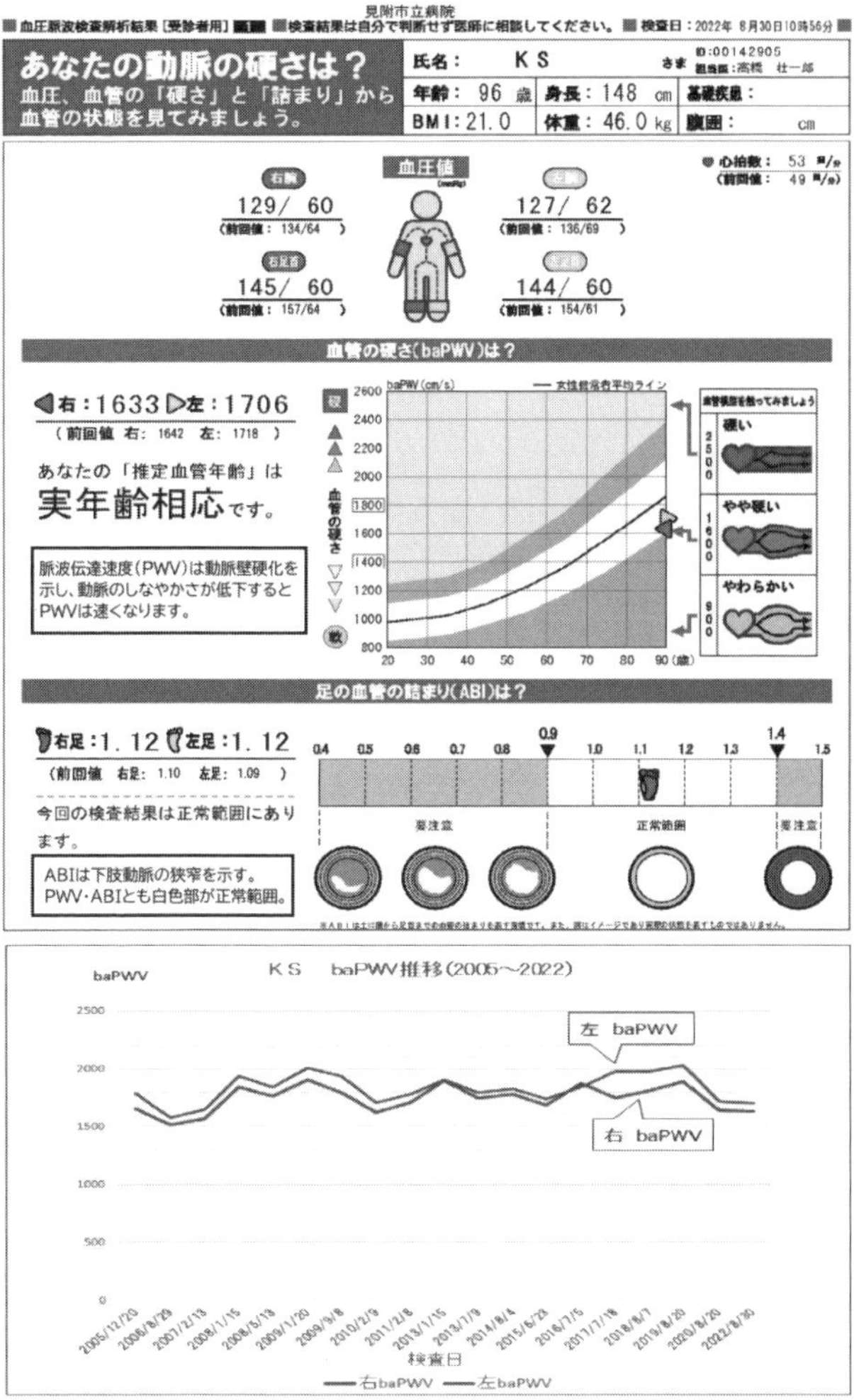

図16　PWVとABI（K.Sさんの4年後、96歳時）

■糖尿病

糖尿病患者の平均寿命は、非糖尿病の人に比べて10年ほど短いとするデータがあります。日本糖尿病学会による2010年までの10年間を対象とした調査では、糖尿病患者の平均死亡時年齢は、平均寿命より男性で8・2歳、女性で11・2歳も下回っていました（同学会「第4次 対糖尿病戦略5ヵ年計画」）。

糖尿病患者とその予備群は年々増加し、2012年の患者数は、冷蔵庫が普及する前の1955年に比べて、約40倍となっています（図10、23ページ）。

また、20歳以上の調査対象者のうち、「糖尿病が強く疑われる者」の割合は男性19・7%、女性10・8%で、「年齢が高い層でその割合が高い」とする2019年の調査報告もあります（厚生労働省「令和元年 国民健康・栄養調査報告」）。

寿命を縮める糖尿病と、そのさまざまな合併症への対処は喫緊の問題です。昔からターゲットとしてきた糖尿病性細小血管障害、つまり網膜症、腎症、神経障害の3大合併症のほか、大血管障害（動脈硬化性疾患）、それに、がん、認知症などと糖尿病との関連も明らかになりつつあります。

診療に当たる医師も、自分の専門分野を超えて総合的に対応する必要があります。糖尿病には集学的治療（包括的治療）が欠かせません。

糖尿病発症の誘因には、インスリン分泌能が低いという遺伝的な要因も関係しますが、高脂肪食や過食、運動不足といった生活習慣が、内臓脂肪蓄積型肥満（メタボリックシンドローム）をもたらし、インスリン抵抗性からの発症例が増加しています（図10）。

糖尿病の治療も日本糖尿病学会より「糖尿病診療ガイドライン」がほぼ2年おきに設定され、上梓《じょうし》されています。日本腎臓学会関係からは3年おきに「腎疾患・透析 最新の治療」が発行されていますので、医療関係者はぜひとも参照ください。

私は動脈硬化および動脈硬化性疾患の臨床研究医（日本動脈硬化学会功労会員）としての必要性から、老年病、循環器病、糖尿病、腎臓病などの専門医資格を維持し、人間ドック学会会員（現在は退会）として活動してきました。臨床医として勤務する限り、広い視野に立ってテーラーメード医療を実践したいと心がけているからですが、内分泌・糖尿病専門医の方々が血糖コントロール以外、血圧、脂質異常症、凝血異常やストレスなど、動脈硬化・動脈硬化性疾患のリスクファクター（危険因子）に関心が薄いことに違和感を覚えてきました。しかし、厚労省の糖尿病戦略研究Ｊ－ＤＯＩＴ３（主任研究者：門脇孝前日本糖尿病学会理事長）の結果が明らかになれば、糖尿病の治療戦略にパラダイムシフトが起きること、集学的治療がより積極的に行われることを期待していました。Ｊ－ＤＯＩＴ３の結果は期待通りで、脳卒中と腎症は図のように有意に抑制されました（図17）。

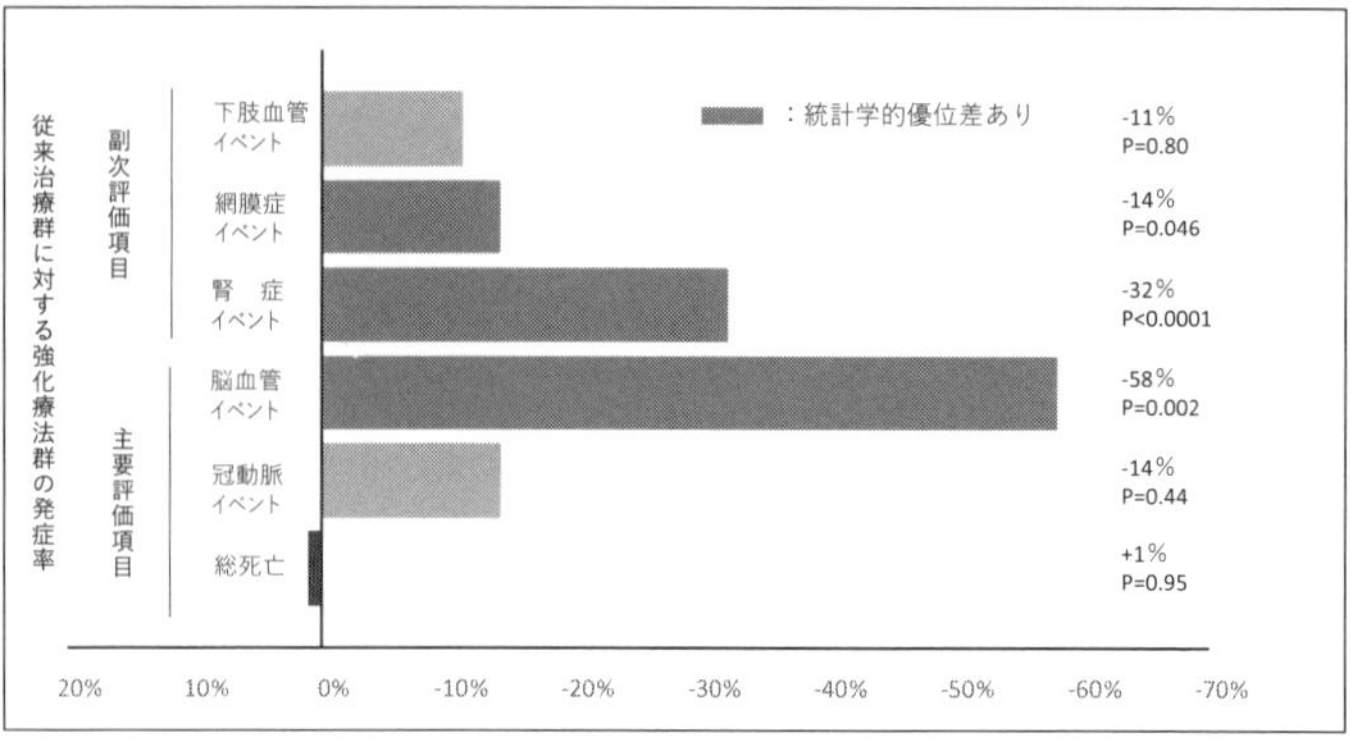

出典　植木浩二郎：J-DOIT3（主任研究者　門脇 孝 東大教授）から明らかになったことと今後の課題　さかえ2019;59:28-32（一部改変）

図17　J-DOIT３強化療法の合併症抑制効果（喫煙の有無で補正後）

経口薬や注射薬にも減量効果のある薬剤や低血糖を起こしにくい薬剤が開発され、一般内科医にも使いやすくなりましたが、食事療法と運動療法が重要なことは云うまでもありません。細小血管障害の予防や進行抑止には、血糖コントロールが重要なことは周知の事実です。しかし、健康寿命を延ばすにはほかの合併症や併発症、とくに動脈硬化・動脈硬化性疾患のリスクファクターに対し、包括的な取り組みが必要です。『寿命革命Ⅱ』に血液透析療法を回避する腎機能温存療法として上梓し、本書でも第2章に採り上げました。

■脂質異常症（高脂血症）

脂質異常症とは、血液中の総コレステロールや中性脂肪が増えすぎたことを高脂血症と呼び、動脈硬化、動脈硬化性疾患の発症と進展に関与しているとされていましたが、総コレステロール（TC）は、LDLC（悪玉C）とHDLC（善玉C）に分けられ、HDLCは低いほうが悪いと考えられることから脂質異常症と呼ばれるようになりました。

・高LDLコレステロール（LDLC）血症：140㎎／dL以上（悪玉コレステロールが多い）
・低HDLコレステロール（HDLC）血症：40㎎／dL未満（善玉コレステロールが少ない）
・高中性脂肪（TG）血症：150㎎／dL以上

脂質異常症は自覚症状がありません。ですから、定期的な健康診断で異常値になっていないか確認していくことをお勧めします。後述しますが、悪玉コレステロール（LDLC）を増やしたまま放置すると動脈硬化、ひいては心筋梗塞や脳梗塞に発展していきます。

私は高LDLC値については、この日本動脈硬化学会のガイドラインよりも20㎎／dL低くすることを提案してきました。ストロングスタチンと小腸コレステロールトランスポーター阻害薬（エゼチミブなど）との併用によって、LDLC100㎎／dL未満はもちろんのこと、80㎎／dL未満にコントロールすることも容易となり、動脈硬化予防のためには「the lower, the better」の大規模臨床試験結果が次々と報告されているためです。

表3　リスク別脂質管理目標値（JAS2007）

治療方針の原則	カテゴリー		脂質管理目標値(mg/dL)		
		LDLC以外の主要危険因子*	LDLC	HDLC	TG
一次予防 まず生活習慣の改善を行った後、薬物治療の適応を考慮する	I （低リスク群）	0	<160	≧40	<150
	II （中リスク群）	1～2	<140		
	III （高リスク群）	3以上	<120		
二次予防 生活習慣の改善とともに薬物治療を考慮する	冠動脈疾患の既往		<100		

脂質管理と同時に他の危険因子（喫煙、高血圧や糖尿病の治療など）を是正する必要がある。

＊LDLC値以外の主要因子

加齢（男性≧45歳、女性≧55歳）、高血圧、糖尿病（耐糖能異常を含む）、喫煙、冠動脈疾患の家庭歴、低HDLC血症（<40mg./dL）

・糖尿病、脳梗塞、閉塞性動脈硬化症の合併はカテゴリーIIIとする。

・家族性高コレステロール血症についてはChapter 6を参照のこと。

日本動脈硬化学会 動脈硬化性疾患診療ガイドライン 2007年版

表4　LDLC と粥状硬化（ストロングスタチンの登場で改変）

LDLC	50	80	100　120	140　(mg/dL)
プラークに対する効果	退縮 （プラーク安定化）	進展せず	100～140 個体差と他の危険因子の有無で異なる	進展
要原因治療 （貧血、肝・腎臓疾患、低栄養、がんなど）	望ましいLDLC値 LDLC/HDLC<1.5			要治療 (生活習慣・薬物)

LDLC=TC - HDLC - TG/5　1990年（高橋）　改変(2010)

表５　臍帯血の血清コレステロールとアルブミン濃度

（健常妊産婦70例）

総コレステロール	80±18	mg/dL
LDLコレステロール	34±10	mg/dL
HDLコレステロール	40±11	mg/dL
アルブミン	4.1±0.3	g/dL

（高橋壮一郎　臨床病理　1997：35：8）
協力　長岡赤十字病院　産婦人科　須藤寛人部長

心筋梗塞や不安定狭心症の二次予防（再発予防）に使用するＰＣＳＫ９阻害薬によって、ＬＤＬＣはさらに臍帯血レベルまで低下させることが可能になっています（表５）。

第66回米国心臓病学会年次集会でサバチーニ博士から報告されたデータによれば、スタチン治療下でＬＤＬＣ70㎎／dL以上の虚血性心疾患既往例２万７５６４名（ＬＤＬＣ中央値92㎎／dL）を対象に、スタチン＋ＰＣＳＫ９阻害薬皮下注のＡ群とスタチン＋プラセボのＢ群を比較したところ、48週後にはＡ群の平均値は30㎎／dL（19～46㎎／dL）に低下しました。Ｂ群に比べ59％の低下（絶対差56㎎／dL）となり、心血管死、脳卒中、不安定狭心症に対し、有意の抑制効果があったとのこと。まさに動脈硬化性疾患の治療にパラダイムシフトをもたらすものです。

１９８６年「高脂血症の治療をめぐって」日本動

脈硬化学会のコンセンサスカンファレンスが行われ、翌1987年の冬期大会で提示されたカットオフ値は、TC220、TG150㎎／dL以上、HDLC40㎎／dL未満となりました。当時は、コレステロールを下げすぎると脳出血、がん、うつ病による自殺が増えるとの説が一部で信じられていました。

1989年、約35万6000人を対象としたMRFITの成績（NEJM誌320巻904頁）にも、TC160㎎／dL未満の群の脳出血死は、160以上の群に比べて著増している成績が報告されましたが、これは高血圧（拡張期血圧90以上）で認められる事実であって、拡張期血圧90未満の群では認められないこと。脳梗塞死はTCが高い群に多いことを示す成績でもあったのです。私は脳卒中例と健常者の血清アルブミンとコレステロールを調べ、脳卒中群も健常者群もTCの低い群のアルブミン値は低く、逆に血清アルブミンの低い群のTC値は低いことをつきとめました。これらの事実から、冷蔵庫普及前ない し途上の食塩過多に加え、肉類（動物性たんぱくと脂肪）摂取量が極めて少なかった時代の脳出血死は、食塩過多と低アルブミン血症（たんぱく摂取不足）による高血圧と動脈脆《ぜい》弱《じゃく》性を主因とする血管壊死によるものと主張してきました。

がんは発生臓器、栄養、悪液質などが低コレステロール血症の原因とされていますが、私はがんの増殖時に細胞膜の構成成分として、血中のLDLCが利用（消費）されるために低ＬＤＬＣ血症となると考えました。そこで、人の一生のなかで最も成長が著明な胎児の血液（臍帯血《さいたいけつ》）を調べ、表５の成績を得ました。この値から、細胞増殖（成長）の活発な胎児では血中のＬＤＬＣが34㎎／dLと成人・老人の１／４程度の血中濃度となるが、胎児の成長に支障がないこと。ＨＤＬＣやアルブミン濃度は成人・老人値に留まっていることを明らかにしました。

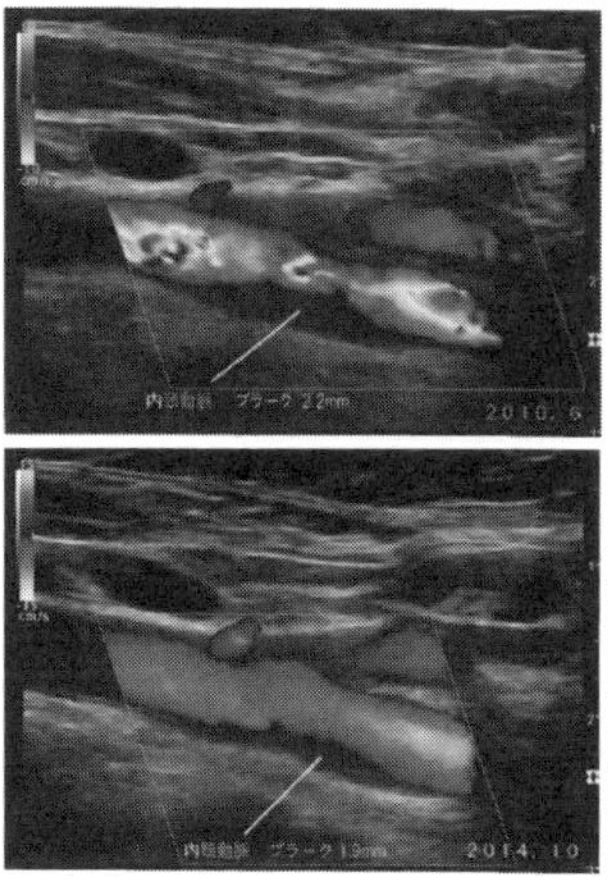

図18　左内頸動脈プラークの退縮

　１９７６年、木村登らは血清のＴＣ濃度の低い群やアルブミン濃度の低い群、低体重群に脳出血の発生率が高いことを日本内科学会総会で発表し、嶋本喬、小町喜男氏らは、ＴＣ平均値と脳出血発生率に負の相関があるとの成績を「綜合臨牀」誌上に発表しました。これらの報告から「コレステロールを下げ過ぎると脳出血になりやすい」と云われるようになったと認識しています。

　健診で脂質異常症、糖尿病、高血圧症、

メタボを指摘された例や動脈硬化性疾患患者には、必ず心電図、胸部ＸＰ、頸動脈エコー図、脈波伝達速度（ＰＷＶ）、足関節／上腕・血圧比（ＡＢＩ）を検査します。図18は強力スタチン治療による内頸動脈プラークの退縮（血管内腔狭窄の改善）像です。

症例は53歳女性。職場健診で脂質異常症を指摘され受診。ＬＤＬＣ１５９・ＨＤＬＣ70・ＴＧ１４８㎎／dL。ＬＤＬＣ／ＨＤＬＣ（Ｌ／Ｈ比）２・３。

空腹時血糖98㎎／dL。左内頸動脈には61％の内腔狭窄をともなうソフトプラークが認められました。直ちに強力スタチンを使用、さらにエゼチミブを加えＬＤＬＣ80㎎／dL未満、Ｌ／Ｈ比１・５未満にコントロールしました。

４年後の２０１４年10月には下段に示すように、プラークは退縮し内腔狭窄の著明な改善を認めました。67歳の現在も動脈硬化性疾患の発症はありません。プラークを認める例にはスタチン、エゼチミブ、ＰＣＳＫ９阻害薬を使用しますが、有意なプラークのない例に対しては生活指導が主となります。

日々の生活では、食事に気をつけることが大切です。動物性脂肪（肉類の脂身、バター、アイスクリームなど）や魚卵、鶏卵の黄身などを摂り過ぎると、ＬＤＬＣを増やすことにつながります。

逆にオレイン酸を多く含むオリーブ油、菜種油、ＥＰＡとＤＨＡの多い青魚、αリノレン酸の多いエゴマ油などの摂取はお勧めです。高ＴＧ血症に対しては禁酒や砂糖、果糖のとり過ぎやカロリーの摂り過ぎに注意すること。運動不足、ストレス、メタボの解消に努めることが大切です。

■血小板・凝固・線溶系のコントロール

私の新潟大学時代、第1内科は松岡松三、第2内科は木下康民、第3内科は市田文弘、神経内科は椿忠雄教授でした。松岡教授は「出血性素因と血栓症」の名著を１９６９年に上梓され、学位論文「ステロイド腎症の発生機序」では副査を務めてくださいました。

新潟県は松岡門下生によって、この分野の研究と臨床が全国的にもトップレベルにあったと思っています。

「動脈硬化性疾患危険因子を有する高齢者に及ぼすアスピリンの一次予防に関する研究（ＪＰＰＰ）」に参加しましたが、血流の速い動脈血栓には抗血小板療法、遅い静脈血栓（下肢深部静脈血栓症、エコノミークラスシンドロームなど）と心房細動（血流のうっ滞）には抗凝固療法が適用されるべきであるとの結論は、すでに１９７０年代に出ています。

ＭＲＩの普及により無症候性脳梗塞が発見され、これに対して抗血小板療法を行う場合にはＡＤＰとコラーゲン凝集能を測定し、極大凝集率が80％以上のケースに抗血小板療法を行うべきとのコンセンサスがあったと思っています。

私は脳血栓症と虚血性心疾患の一次（初発）予防では極大凝集率30〜70（50±20）％、二次（再発）予防には20〜50（35±15）％にコントロールしています。まず、ADP凝集異常に対してP2Y12（ADP受容体）阻害薬を使用して所期の範囲にコントロールしたあと、コラーゲン凝集異常に対して少量のアスピリン（おおむね50㎎〜81㎎を連日又は隔日投与）で所期範囲にコントロールし、両凝集能のコントロールを維持しています。根拠は長岡日赤時代の臨床成績（MEDICAMENT NEWS1989）によるものです。年間（特に発症1年以内）脳血栓再発率をADP（3μM）とコラーゲン（2μg／mL）による血小板極大凝集率によって、ABCDの4群に分けて調べた成績によると、両方とも80％以上のA群で最も高く40％以上、次いで片方が80％以上のB群、両方とも79〜51％のC群の再発率の順で続きましたが、いずれも10％以下でした。極大凝集率がADP・コラーゲンとも50％以下のD群では再発を認めませんでした。この成績を根拠として、約40年以上にわたって、脳血栓症と虚血性心疾患の予防に努め、一次および二次予防に対して有用と考えています。

抗凝固療法としてワルファリンないしDOAC（経口トロンビン直接阻害薬）による治療が行われています。高齢者の心房細動患者では、心房細動の持続パターン（発作性、持続性、慢性）にかかわらず抗凝固療法を勧め、血圧のコントロールは収縮期血圧130㎜Hg未満を厳守するようにしています。

ワルファリンは遊離型で肝臓に取り込まれ、ビタミンK依存性凝固因子（第Ⅱ、Ⅶ、Ⅸ、Ⅹ因子）の生合成を抑制して抗凝固・抗血栓作用を示すものですが、服用されたワルファリンの90％以上は血中アルブミンと結合し、不活性な状態で血液中に存在します。痛風、関節リウマチ、変形性関節症など高齢者に多い病気の消炎・鎮痛・解熱に用いられる非ステロイド抗炎症薬（NSAIDs）の1つパラミヂン®は、ワルファリンよりもアルブミンとの結合親和性が高いので、ワルファリンとアルブミンの結合を妨げ、遊離型（活性型）にするとともに、ワルファリンの肝臓からの除去を遅らせて抗凝固作用を持続させるという作用を持っています。ほかの多くの頻用されるNSAIDsにもパラミヂン®と同様の作用がありますので、NSAIDs使用時には要注意なのですが、逆にこの相互作用を利用し、ワルファリン療法開始時からパラミヂン®300㎎を併用してきました。抗凝固コントロールはINR（国際標準比）で1・8～3・0となるようワルファリン量のみを微量調節して維持量を決定します。個人差がありますが、ワルファリン投与量は概ね0・8～1・5㎎の少量が維持量になります。

ワルファリン単独投与例では、併用例の2～3倍以上の投与量となるのが通常です。高齢者は関節痛や筋肉痛などでＮＳＡＩＤｓを処方されるケースが多く、服用すると遊離型（活性型）のワルファリンが激増します。その結果、抗凝固作用が過剰となり出血性合併症が増加するのは必定となります。

ＤＯＡＣとワルファリンの血栓・塞栓症に対する効果を比較した試験で、高齢者の出血性合併症がワルファリン群に多かったのは、ＮＳＡＩＤｓが試験経過中に使用された例があったためではなかったかと推測しています。

一方、ワルファリン療法中は、ビタミンＫを増加させる飲食物（納豆、クロレラ）や骨粗鬆症の治療薬ビタミンK_2が使用できないという問題が生じます。

最近、欧米の報告で健常者にアスピリンを投与し、脳・冠動脈血栓症の一次（発症）予防に、アスピリンは無効との発表がありました。当然の結果であり、試験そのものに疑問を抱かざるを得ません。血圧を測定もせずに降圧薬を投与し、脳卒中や心筋梗塞の抑制効果を調べますか？

少なくとも糖尿病・脂質異常症・高血圧症など動脈硬化性疾患の危険因子を持つ人や動脈硬化性疾患の家族歴のある人に血小板凝集能を測定し、極大凝集率が80％以上のケースを対象とすべきではなかったかと思います。

心房細動による脳梗塞の発症予防に対し、アスピリンをいまだ有効な薬剤として使用している欧米のデータに些か疑問を感じざるを得ません。

急性心筋梗塞や脳梗塞発症早期には、血栓溶解薬（t－PA）をガイドラインに従って使用します。血小板・凝固・線溶系薬剤の使用時には、厳重な血圧コントロールが重要であることは申すまでもありません。

■メタボリックシンドローム（メタボ）

1988年、米国のリーヴェン博士はインスリン抵抗性を基盤に高インスリン血症、脂質代謝異常、耐糖能異常、高血圧を合併する症候群をシンドロームXと呼び、動脈硬化性疾患のハイリスク状態として報告しました。しかし、この名称はすでに別の病態で使われていたことから、メタボリックシンドロームXと呼ばれるようになり、そのうちXがとれて現在の呼び名になったという経緯があります。

この名に落ち着く前にも、内臓脂肪症候群（阪大　松澤佑次教授提唱）、死の四重奏、インスリン抵抗性症候群などと呼ばれていましたが、いずれにしても基本は動脈硬化・動脈硬化性疾患に対する危険因子の重積症候群です。個々の危険因子が軽症であっても、いくつか重なると動脈硬化は飛躍的に促進され、リスクが高まります。

へその高さの腹囲が男性で85㎝以上、女性で90㎝以上というのがメタボの診断の必須項目ですが、数字を厳格に適用することには異論もあります。日本での基準は男女ともに内臓脂肪面積100㎠以上に相当する臍周囲径（腹囲、ウエスト周囲径）ですが、これは肥満に起因する病態の数が、100㎠以上になると100㎠未満の場合に比べて約1・5倍になることを踏まえての数字です。

メタボの予防は云うまでもなく、内臓脂肪の退治です。食生活を正し、適度な運動とストレス解消に努めましょう。

■骨粗鬆症

骨粗鬆症とは、「骨量が減少し骨格の微細構造が変化して、骨がもろくなって折れやすくなった状態」のことで、骨折はその合併症とされています。

骨は毎日、古い部分を壊し（骨吸収）、新しい骨を造って（骨形成）生まれ変わります。骨を造る細胞（骨芽細胞）の働きが、骨を壊す細胞（破骨細胞）の働きに追いつかなくなると骨がスカスカの状態（骨粗鬆症）になってしまいます。

後述しますが、危険因子はタバコ、アルコールの摂取過多、痩せすぎ、運動不足、カルシウム不足などですが、家族に骨粗鬆症・あるいは太ももの付け根を骨折した人がいたり、ご自身が骨折した経験があったり、治療でステロイドを使っている方は、一度骨密度を調べてみることをお勧めします。私は骨折は整形外科、骨粗鬆症は老年内科で診療すべきと思っています。慢性腎臓病など併発症を伴っているケースが多いのがその理由です。

■複雑になる社会、病気につながるストレス

私は、戦中・戦後の貧しさのなかで育ち、所得倍増、バブル経済とその崩壊という社会の浮沈のなかで、内科医としての経験を積み上げてきました。こうした時代の激動を振り返ってみても、今ほど将来の展望が不透明で、閉塞感の強い時期はなかったと思います。

一方、科学技術は大きく進歩し、仕事も暮らしもいっそう便利に、効率的になりました。医薬・医療の分野でも、今世紀に入ってからの進歩はすさまじいと感じます。

しかし、他方では長期の不況と所得格差の拡大が続き、社会の仕組みも人間関係も複雑になって、多くの人が精神的・肉体的なストレスを抱えています。

ストレスが要因となる体の不調は、自律神経系や内分泌系のバランスが崩れたり、免疫能に影響してがんの発生にも関与するなど、さまざまです。動脈硬化に関わる疾患の危険因子でもあります。

高血圧症の患者が、寒風のなかで奥さんの告別式に臨み、血圧の上昇とともに右片麻痺《まひ》、言語障害（脳梗塞）を発症した例もありました。また、ある患者は、夫と跡取り息子さん

表6　ストレスが原因になって起こる病気

循環器	：高血圧、一部の狭心症や不整脈、心筋梗塞
呼吸器	：気管支喘息、過呼吸症候群、神経性せき
消化器	：胃・十二指腸潰瘍、過敏性腸症候群、空気嚥下症、ガス貯留症候群、胆道ジスキネジー、食欲不振、がん
神経・筋肉	：片頭痛、眼瞼けいれん、筋収縮性頭痛、書痙、自律神経失調症
内分泌代謝	：甲状腺機能亢進症、肥満、糖尿病
泌尿・生殖器	：神経性因頻尿（過活動膀胱）、インポテンツ、月経異常
精神	：うつ病、燃えつき症候群、出勤拒否症、帰宅恐怖症、自殺、パニック障害

（後藤由夫：決定版！成人病予防のすべて，1995：224-241　一部改変）

を亡くした後、娘さんにまで先立たれ、コントロール不良の著しい血圧の上昇を来し、精神病棟に入院中に脳出血で亡くなられました。

一般に慢性的な疲労・睡眠障害時にストレスが重なると、不整脈や心筋梗塞、脳卒中による突然死につながる恐れもあります。

ただし、ストレスの感受性は個人差が極端に大きく、私も「つかみどころがない」と実感させられる場合が少なくありません。

がん対策は早期の発見・治療が大原則

脳卒中を抜き、1981年から国民死因の第1位となったのが、がんです。

私の学生時代には、「がんは30年後には治癒する疾患になるだろう」と教わったのですが、半世紀を過ぎても、いまだ難治の疾患です。そればかりでなく、高齢化に伴ってがんの患者は増えつづけています。

私の外来では、「いつの間にか80歳」という患者が普通ですが、残念ながら、もっと若くして倒れる患者の場合、病名のほとんどは「がん」です。

成人のがんの多くは、生活習慣に規定されていることが明らかになっています。肉親にがん死やがん既往歴のある方は、必ずがん検診や人間ドックを受けるようにしてください。

ワクチンによるがん免疫療法、ナノテクノロジー（ナノマシン）を応用した化学療法など、がんの治療法は加速度的に進歩していますが、今のところ、早期発見・早期治療に優る対策はありません。しかし、iPS細胞、AIやITは、がん治療薬の開発に想像を超えた進歩をもたらすでしょう。

《がん予防のために》次のような日ごろの取り組みも大切です。

○「がんを防ぐための新12か条」の順守

○発がんを抑制するとされる食品の摂取

○肝炎ウイルスやピロリ菌の除去、ヒトパピローマウイルスに対するワクチン接種

表7　がんを防ぐための新12か条

1条	たばこは吸わない
2条	他人のたばこの煙を避ける
3条	お酒はほどほどに
4条	バランスのとれた食生活を
5条	塩辛い食品は控えめに
6条	野菜や果物は不足にならないように
7条	適度に運動
8条	適切な体重維持
9条	ウイルスや細菌の感染予防と治療
10条	定期的ながん検診を
11条	身体の異常に気がついたら、すぐに受診を
12条	正しいがん情報でがんを知ることから

がん研究振興財団HPより

生活習慣では食事、喫煙、飲酒、運動、睡眠、過重労働など、環境要因ではストレス、受動喫煙、感染、放射線、紫外線に暴露、職業上の発がん物質に暴露などがあります。

内臓脂肪型肥満も、がん（結腸、肝臓、膵臓《すいぞう》、子宮体部、乳房）の危険因子とされています。喫煙は全がん、とくに喉頭がん、肺がんの原因です。

非喫煙者でも、肺がんになります。肺野型腺がんが多いのですが、女性の手術成績は良好という特徴があります。

有名な医師が「検診で見つかるがんは良性（早期がん）。検査の放射線リスクや発見率の低さなどを勘案すると、検診は無意味」「手術、抗がん剤治療、放射線治療の三大治療は止めなさい」などと喧伝《けんでん》するのを見聞きすると、何ともやるせない気持ちになります。

がんは症状が出てからでは遅いのです。確かな検診機関や人間ドック、できれば「がんドック」を早期に、定期的に受け、もしがんが見つかったら、専門の医療機関で早く治療を受けましょう。

がん専門医でない私は、患者の臨床化学検査、内視鏡検査、X線写真やCTなどでがんを疑った時や発見した時には、治療まで可能な専門医のいる病院へすぐに紹介します。がんを早めに見つけ、速やかに対処することも、「90超えてピンピンポックリ」の達成には欠かせません。

抗がん効果が期待される食品としては、ニンニク、キャベツ、大豆製品、ショウガ、ニンジン、トマト、セロリ、アロエ、ゴーヤ、ウコン、アボカド、玉ネギ、ピーマン、ブロッコリー・スプラウト、カリフラワー、トロロ芋、クズやカレー粉、ハーブ類、キノコ類、海藻類、フルーツ類など、多くの植物性食品と青魚、イカ墨、ホタテ貝、牛乳、ヨーグルト、緑茶、コーヒー、赤ワインなどが挙げられています。

認知症の予防も早期発見・早期治療が大事

　認知症にはアルツハイマー型やレビー小体型、脳血管性、そしてこれらの混合型などに大別されます。

　また認知症ではなく、老化による記憶障害もあり、こちらは一般的には記銘力の低下を主としたものです。90歳を超えても、まったく症状のない人も年々増加しています（表8）。

うつ病から認知症へ移行する例も見逃せません。とくに高齢者のうつ病の場合、思考が滞ることで注意力、集中力、判断力が低下し、認知症のように見られることがあります。これを、うつ病性仮性認知症と呼んでいます。抗うつ薬によって改善されうるため、早めの診断と治療が重要です。

　このほか、前頭側頭葉型など問題行動の多い認知症。正常圧水頭症、慢性硬膜下血腫、脳腫瘍など、手術で完治しうる認知症。脳炎、栄養障害、内分泌疾患にともなう認知症などがあります。

　内科外来で私がしばしば体験するのは、簡単な会話なら、とくに変わった様子もなく、成り立つ場合が多いということです。あとでほかのスタッフに指摘され、初めて患者が認

表8　いわゆる老化による物忘れと認知症による物忘れの相違

いわゆる老化による物忘れ(ボケ)と認知症(大ボケ)による物忘れの相違

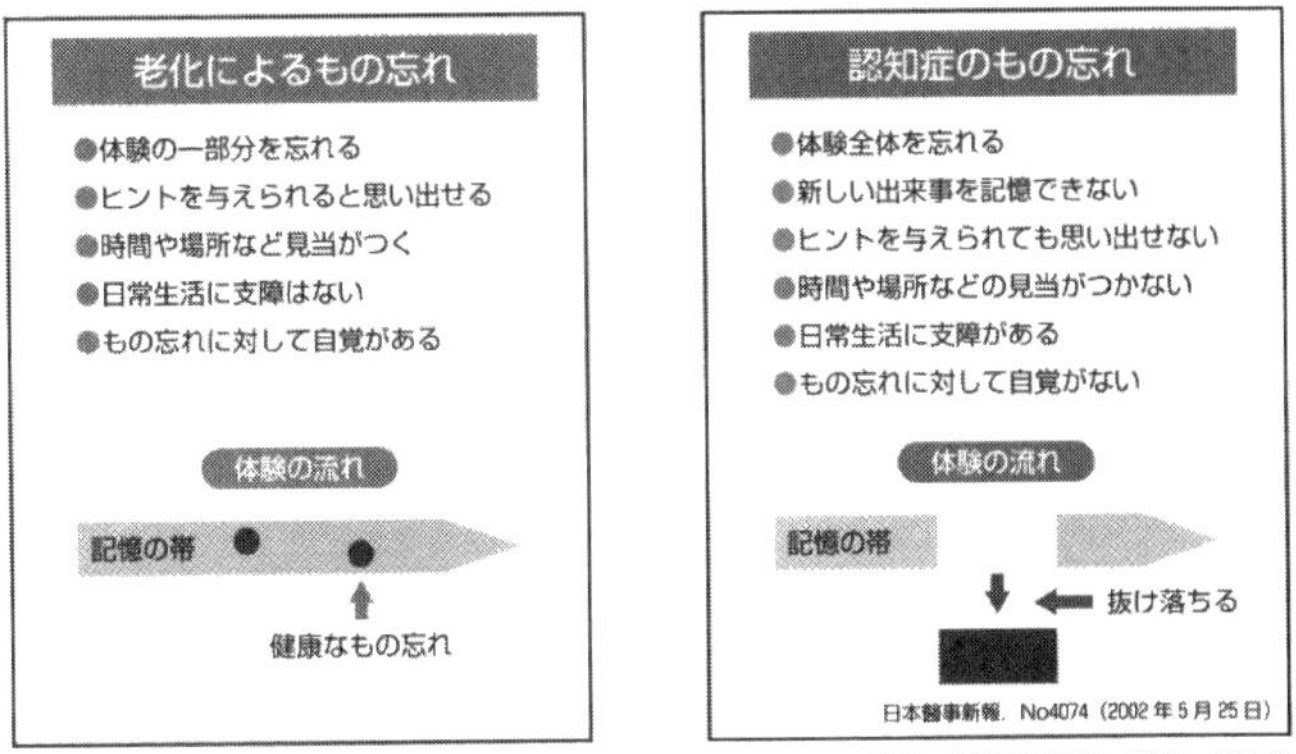

監修：首都大学東京　繁田　雅弘氏

知障害を抱えていることに気づくことが少なくありません。

アルツハイマー型認知症の治療薬は広く使われていますが、今のところいずれも認知障害の進行を遅らせるのみで、治癒に至るものではありません。

見附市では、市立病院内に「健康の駅」を設置して、脳年齢計や体組成計、骨密度や脈波伝達速度測定装置を備えています。予約不要で利用できるものも多いうえ、保健師や教師経験者が健康に関する相談や質問に応じています。

脳年齢の測定や物忘れ相談など、認知症の発見に結びつくサービスも提供しています。このようなサービスは自治体にますます必要となるでしょう。

表９　認知・生活機能質問票（DASC-8）

Assessment Sheet for Cognition and Daily Function–8 items　(i.e. the Dementia Assessment Sheet for Community-based Integrated Care System–8 items)
(©日本老年医学会2018)　　記入日　　年　　月　　日

ご本人の氏名	生年月日：　　年　　月　　日（　　歳）	男・女	独居・同居
本人以外の情報提供者氏名：　　（本人との続柄：　　）	記入者氏名：　　（職種：　　）		

		1点	2点	3点	4点	評価項目		備考欄
A	もの忘れが多いと感じますか	1.感じない	2.少し感じる	3.感じる	4.とても感じる	導入の質問（評価せず）		
B	1年前と比べて，もの忘れが増えたと感じますか	1.感じない	2.少し感じる	3.感じる	4.とても感じる			
1	財布や鍵など，物を置いた場所がわからなくなることがありますか	1.まったくない	2.ときどきある	3.頻繁にある	4.いつもそうだ	記憶	近時記憶	
2	今日が何月何日かわからないときがありますか	1.まったくない	2.ときどきある	3.頻繁にある	4.いつもそうだ	見当識	時間	
3	一人で買い物はできますか	1.問題なくできる	2.だいたいできる	3.あまりできない	4.まったくできない	手段的ADL	買い物	
4	バスや電車，自家用車などを使って一人で外出できますか	1.問題なくできる	2.だいたいできる	3.あまりできない	4.まったくできない		交通機関	
5	貯金の出し入れや，家賃や公共料金の支払いは一人でできますか	1.問題なくできる	2.だいたいできる	3.あまりできない	4.まったくできない		金銭管理	
6	トイレは一人でできますか	1.問題なくできる	2.見守りや声がけを要する	3.一部介助を要する	4.全介助を要する	基本的ADL	排泄	
7	食事は一人でできますか	1.問題なくできる	2.見守りや声がけを要する	3.一部介助を要する	4.全介助を要する		食事	
8	家のなかでの移動は一人でできますか	1.問題なくできる	2.見守りや声がけを要する	3.一部介助を要する	4.全介助を要する		移動	

DASC-8：（1～8項目まで）の合計点
点/32点

参考：高齢者糖尿病の血糖コントロール目標（HbA1c）におけるカテゴリー分類とDASC-8の合計点の関係
カテゴリーⅠ　（認知機能正常かつADL自立）：　10点以下
カテゴリーⅡ　（軽度認知障害～軽度認知症または手段的ADL低下，基本的ADL自立）：　11-16点
カテゴリーⅢ　（中等度以上の認知症または基本的ADL低下または多くの併存疾患や機能障害）：　17点以上
本ツールはスクリーニングツールのため，実際のカテゴリー分類には個別に評価が必要

日本老年医学会：認知・生活機能質問票（DASC-8）　　※必ずマニュアルを読んでからご使用ください。

脳の健康教室の充実をはかり、高齢者の心身の健康増進に結びつけたいと考えています。DASC－8（表9）を実施し、カテゴリーⅡ以上の家族がおられたら、まず「健康の駅」や保健福祉センターで脳の健康教室に参加の手続きをしてください。

超高齢社会は個々の「自助」と、それを支える「共助」「公助」で成り立つ

健康の増進は、当然ながら、自ら取り組む「自助」を前提とし、「共助」と「公助」を加えた三位一体の取り組みが肝要です。家族や地域のコミュニティがともに励まし合い、助け合う「共助」と、それを国や自治体が公的に支える「公助」です。

○「自助」で自ら予防――あなたがあなた自身の主治医になる
○「共助」でいっしょに取り組む――家族や地域とともに補い助け合う
○「公助」で支え合い――国・自治体の医療・福祉施策を充実させる

これからの超高齢社会は、一人ひとりが健康寿命を延ばし、できるだけ自立した暮らしを続けること、少しでも社会に貢献すること、そしてそれを周囲の協力と、国や自治体の施策が支えることで成り立ちます。物心両面からの支えです。

現状のままですと、医療・介護保険制度の運営は苦しくなる一方ですし、看病・介護される当人も周囲も、つらい思いを抱きながら、けっして短くない期間を過ごすことになるのです。医療・介護を必要としないほどの健康が保てれば、それに越したことはないでしょう。

これは大人に限った話ではありません。若いうちから、できれば子どものころから健康的な生活習慣を身につけ、実行しつづければ、必ずや健康寿命の延伸につながるでしょう。早い段階からの予防が有効なことは疑問の余地のない事実です。

後藤由夫東北大名誉教授は、１９９５年ＮＨＫ出版「決定版！　成人病予防のすべて」

のなかで《生活習慣病予防のための12か条》を提唱していますが、皆さん実行されていますか。

《生活習慣病予防のための12か条》

1　おっくうがらずに体を動かす（運動する）
2　腹八分目で箸をおく（食べ過ぎない）
3　週に一度は体重チェック（太らない）
4　薄味に慣れる（塩分を控える）
5　肉より魚を（飽和脂肪酸を多くとらない）
6　酒は飲んでもほどほどに（深酒をしない）
7　たばこは吸わない（有害無益で他人に迷惑）
8　夜更かししない無理しない（睡眠不足を避け限界を知っておく）
9　頭を使い気はつかわない（認知症とストレス防止）
10　つとめて明るく前向きに（生きがいを持って暮らす）
11　楽しいわが家でゆっくり休息（疲れをためない）
12　必ず受けよう定期健診（軽いうちに病気を治す）

第２章　慢性腎臓病の治療に

〝透析を回避する〟腎機能温存療法を

高齢化で増える慢性腎臓病、財政の負担となる透析療法

定期的に外来で透析療法を受ける慢性維持透析患者は、２０１８年末には全国で約34万人に上り、平均年齢は69歳でした。

透析導入の原因となった疾患の割合を見ると、第１位の糖尿病性腎臓病は40％、次いで慢性糸球体腎炎（以下、腎炎）が27％、腎硬化症が11％という順でした。

透析期間はおおむね7～8年で、約半数が5年未満ですが、20年以上のケースも約１割を占めたとされています。

かつて慢性腎臓病は、末期の状態になると死に直接つながる病気だったと云えます。それが透析療法の登場で延命可能となったのですが、透析期間中に別の病気を併発し、それによって死に至る例も少なからず見られます。

透析療法は腎代替療法の一つです。体内の血液を濾過《ろか》して老廃物を取り除く一方、必要な物質を血液に戻すという腎臓の機能を、透析器で代替するわけです。

透析療法を新たに受ける人の疾患を見ると、第２位をキープしていた腎炎が、２０１９年には第３位に落ち、代わって腎硬化症が第２位となりました。

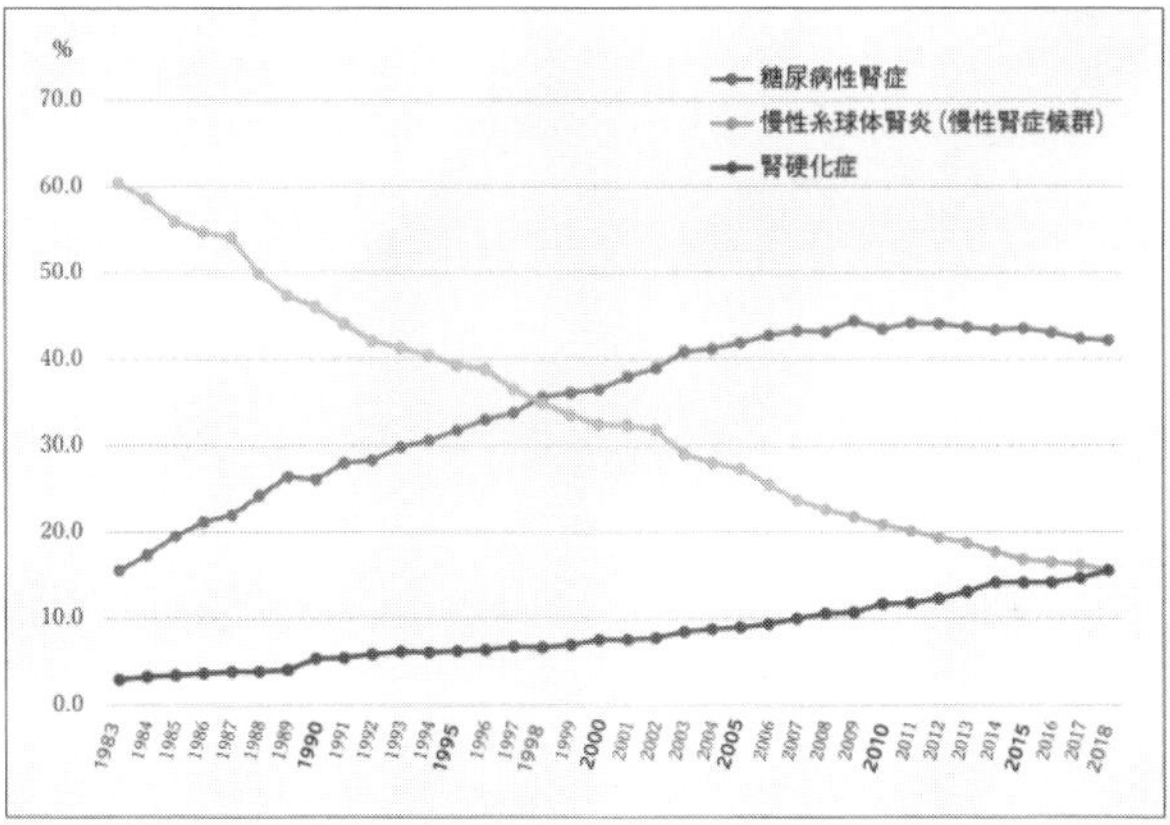

図19　新規導入患者の原疾患別推移（1983-2018）

出典：透析会誌52:679,2018

今後、高血圧と加齢にともない、腎硬化症はさらに増えていくことは確実です。第１位の糖尿病性腎臓病は、２００９年をピークに上昇が停滞しています。

透析は、通常週３回の通院で、１回当たり４時間かかります。普段の生活にも塩分やたんぱく制限の厳守、水分の摂取制限が必須となります。

さらに費用の問題があります。透析療法の年間医療費は１人平均５００万円超。自己負担額は助成制度によって抑えられ、代わりに支払う国民健康保険など支払機関の負担は莫大です。

透析導入の年齢も年々高齢になっていますが、糖尿病性腎臓病の場合は60代後半、腎硬化症の場合は70代後半と、いまだ若いことには驚かされます。見附市においては２０２０年3月現在、50〜91歳（平均73歳）の67人が透析療法を受けていました。

幸い見附市の近隣市には透析施設を持つ病院・医院が多く、市内の透析患者は恵まれた環境にあります。しかしながら、高齢患者にとって、週3回の透析と厳格な食事療法は生活の質（ＱＯＬ）に著しい低下をもたらします。また、患者一人当たり年間５００万円超の医療費は財政を圧迫していますが、とくに団塊の世代が75歳以上になる２０２５年以後には、透析を受ける高齢者と、それにともなう医療費の増大は必定です。このままでは保険財政がさらに圧迫され、医療経済にも国民の社会活動にも、大きな影響がもたらされるでしょう。

「腎機能温存療法」で健幸な人生を全うする

私が担当してきた高血圧症、糖尿病、メタボ、脂質異常症などの患者は年々高齢化して、腎臓に不調を抱える方々が多くなりました。慢性腎臓病と診断された方は、現在１００名を超えています。そのうち高度腎不全、末期腎不全の方は、すでに30名を超えました。

総合老年内科を標榜している私の外来は、専門としてきた動脈硬化性疾患、そして慢性

表10　慢性腎臓病の重症度分類（ＣＧＡ分類）

原疾患	蛋白尿区分			A1	A2	A3
糖尿病	尿アルブミン定量 (mg/日) 尿アルブミン/Cr比 (mg/gCr)			正常	微量 アルブミン尿	顕性 アルブミン尿
				30未満	30〜299	300以上
高血圧 腎炎 多発性嚢胞腎 腎移植 不明 その他	尿蛋白定量 (g/日) 尿蛋白/Cr比 (g/gCr)			正常	軽度蛋白尿	高度蛋白尿
				0.15未満	0.15〜0.49	0.50以上
GFR区分 (mL/分/ 1.73㎡)	G1	正常または高値	≧90			
	G2	正常または軽度低下	60〜89			
	G3a	軽度〜中等度低下	45〜59			
	G3b	中等度〜高度低下	30〜44			
	G4	高度低下	15〜29			
	G5	末期腎不全(ESKD)	<15			

重症度は原疾患・GFR区分・蛋白尿区分を合わせたステージにより評価する。CKDの重症度は死亡。末期腎不全、心血管死発症のリスクを緑　のステージを基準に、　、　、　の順にステージが上昇するほどリスクは上昇する。

（KDIGO CKD guideline 2012を日本人用に改変）

腎臓病が主軸となりました。いずれも危険因子はほぼ共通しており、これまでの動脈硬化および動脈硬化性疾患の臨床研究をもとに、糖尿病性腎臓病、腎硬化症など続発性腎疾患の実地医療と臨床研究を展開しているところです。

慢性腎臓病の重症度の判定には、糸球体濾過量（ＧＦＲ）や尿アルブミン（Ａ）、尿たんぱく量、それに原疾患（Ｃ）などと組み合わせた区分（ＣＧＡ分類）が用いられます（表10）。

腎不全の重症度が高度腎不全（Ｇ４）や末期腎不全（Ｇ５）に進行したとしても、尿生成を司るネフロン（図20）が均一に障害されているのではありません。全く機能を失い蘇生《そせい》の可能性のない球状硬化に陥った糸球体、ほぼ変化のない糸球体、その中間の糸球体が混在しているのです。私は血流を改善して「虚血（低酸素）状態を改善することによって、ネフロンを蘇生できるのではないか」と考えるに至りました。

腎臓を蘇生することが可能となるのではないか。この仮説のもと、多くの実証を重ねてきたのが、この章で述べる「腎機能温存療法」です。

実際、私の患者には、この10年間、高度腎不全～末期腎不全で透析が必要な例であっても、誰一人透析を希望した人はいません。どなたも80歳以上の高齢ながら、入院ではなく、自宅で生活を営みながら外来通院しているのです。

年間の医療費は、透析療法が５００万円超かかるのに対し、私が近著で取り上げた９人の患者の場合は、平均58万円にとどまっています。

いずれ病状の進行に応じて透析療法に移るとしても、それまで病状を改善・緩和する療法として、十分に期待に応えられる「腎機能温存療法」であると考えます。

腎臓で血液の濾過、尿の生成を担う「ネフロン」

慢性腎臓病が進行した高度腎不全では、心不全を併発する例が多くなります。

1. 糖尿病性腎症

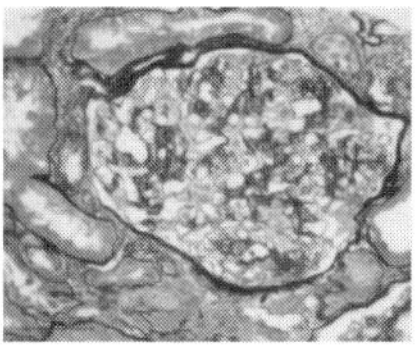

A びまん性病変
（メサンギウム拡大＜毛細血管腔）

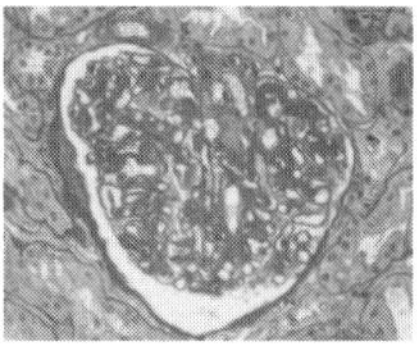

B びまん性病変
（メサンギウム拡大＞毛細血管腔）
(新潟大学医歯学総合病院 腎・膠原病内科 提供)

2. 糖尿病性腎症・腎硬化症共通病変（糖尿病性腎臓病）

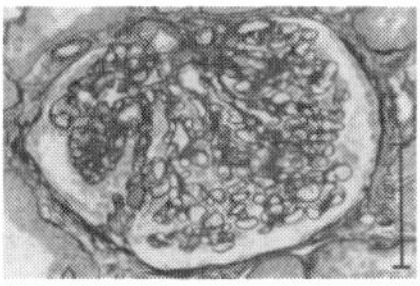

A 分節性硬化

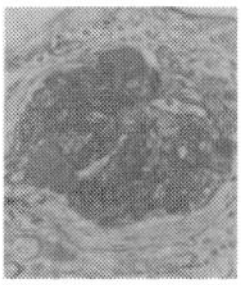

B 全節性硬化

出典:日腎誌:VOL57(4). 2015.

3. 慢性糸球体腎炎

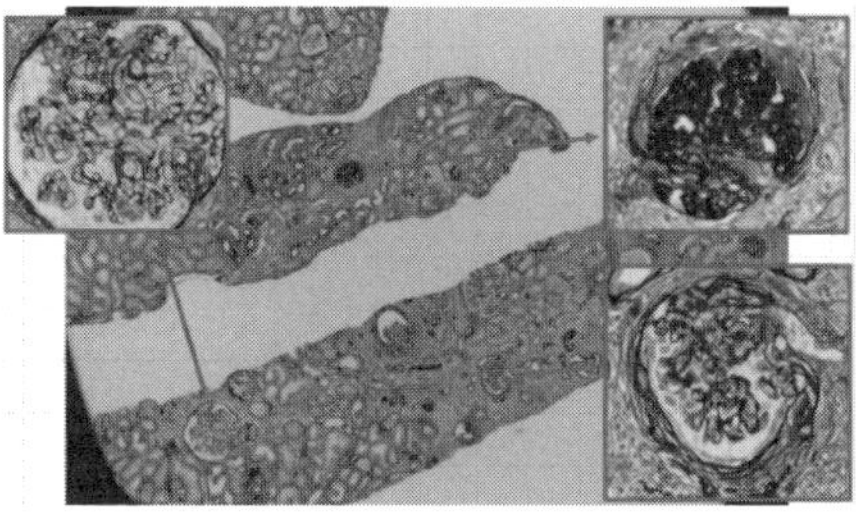

同一切片内に、球状硬化に陥った糸球体(右上)、ほぼ変化のない糸球体(左)、その中間の糸球体(右下)が存在している。

(長岡赤十字病院 山崎　肇博士　提供)

図20　腎生検組織所見

臨床の現場には、腎不全、心不全の治療には即、塩分、たんぱく、水分の厳格な制限が必要だという、確固たる固定観念があります。

しかし、水分の過度の摂取制限は、腎臓にとって好ましいことではありません。水分の不足が腎臓内を循環する血液量の減少を招き、「**ネフロン**」の機能低下から球状硬化につながると考えられるからです。

まず腎臓の働きと、このネフロンについて触れておきましょう。

腎臓は尿を生成する一方で、血液など全身の体液を適切な状態に保つ重要な器官です。腎臓内でこの働きを担っている部位がネフロンです。

ネフロン（図21）とは腎臓の尿生成の機能単位ですが、両腎で約200万個（加齢・疾病で減少）存在します。各々のネフロンは二つの管（血管・尿細管）で構成されており、ともに腎皮質と腎髄質の間を屈曲して走行しています。**血管**は輸入細動脈（糸球体入口）として始まり、毛玉のような糸球体毛細血管係蹄を形成し、糸球体濾過によって1日量約150Lの原尿を生成しています。その後、輸出細動脈（出口）を経て、再び毛細血管となり、尿細管周囲毛細血管網として尿細管周囲を走行しています。この尿細管周囲毛細血管と尿細管の間には、再吸収や分泌が行われ、尿細管・集合管を通過する間に、人体に必要な水分、ブドウ糖、アミノ酸などの栄養分、各種のミネラルなどが血液に戻され、15

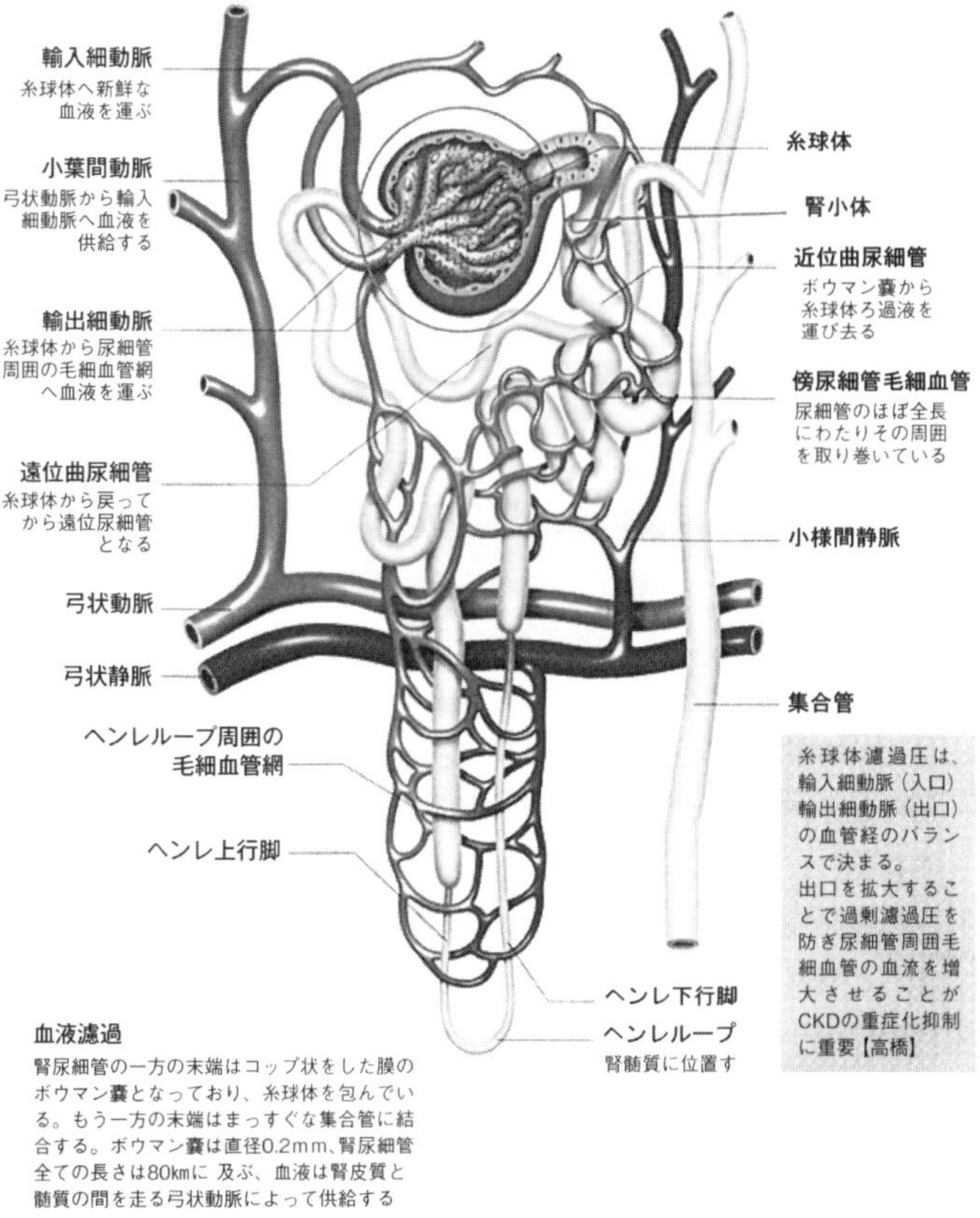
輸入細動脈
糸球体へ新鮮な血液を運ぶ
小葉間動脈
弓状動脈から輸入細動脈へ血液を供給する
輸出細動脈
糸球体から尿細管周囲の毛細血管網へ血液を運ぶ
遠位曲尿細管
糸球体から戻ってから遠位尿細管となる
弓状動脈
弓状静脈
ヘンレループ周囲の毛細血管網
ヘンレ上行脚
糸球体
腎小体
近位曲尿細管
ボウマン嚢から糸球体ろ過液を運び去る
傍尿細管毛細血管
尿細管のほぼ全長にわたりその周囲を取り巻いている
小様間静脈
集合管
糸球体濾過圧は、輸入細動脈（入口）輸出細動脈（出口）の血管経のバランスで決まる。
出口を拡大することで過剰濾過圧を防ぎ尿細管周囲毛細血管の血流を増大させることがCKDの重症化抑制に重要【高橋】
ヘンレ下行脚
ヘンレループ
腎髄質に位置す
血液濾過
腎尿細管の一方の末端はコップ状をした膜のボウマン嚢となっており、糸球体を包んでいる。もう一方の末端はまっすぐな集合管に結合する。ボウマン嚢は直径0.2mm、腎尿細管全ての長さは80kmに 及ぶ、血液は腎皮質と髄質の間を走る弓状動脈によって供給する

出典；みえる人体　構造・機能・病態　南江堂
［監訳］佐藤　達夫、松尾　理　2009年10月

図21　ネフロンの構造　尿生成の機能単位（両腎で200万個存在）

0Lの原尿は約1・5Lの尿となるのです。

尿細管周囲毛細血管の血流増加と血液成分の変化（例えば糸球体の過剰濾過を免れたたんぱくやアルブミンの含有量の増加など）は、尿毒症性物質の分泌、排泄などに良好な影響を与える可能性があります。

尿細管はボウマン嚢《のう》から始まり、図には収まり切れない膨大な長さの管を形成し、集合管に結合します。糸球体濾過によって生成された原尿は、ボウマン嚢から近位曲尿細管として腎髄質に入り、ヘンレ係蹄という長いU字型を形成してから皮質に戻り、遠位曲尿細管として再び屈曲してネフロンを出て、もっと多くの尿を集める集合管の一つに入ります。

近年、集合管に作用する経口薬バソプレシンV_2受容体拮抗薬（サムスカ®）が登場し、心不全や肝硬変にともなう難治性の浮腫に対しても有効な治療薬となりました。現行の利尿薬に加えて強力な水利尿が可能となりますので、使用経験を積んでいきたいと思っています。

慢性心不全・腎不全の利尿薬としてはループ利尿薬、とくにラシックス®（フロセミド）が汎用されていますが、長期投与薬としてはダイアート®（アゾセミド）が有用であり、ベースに用いています。

高齢者は環境（内部・外部）急変に対する適応能力が低下しており、急性効果を要しない限り、持続性効果のある薬剤が望ましいからです。

これまでは、糸球体病変（球状硬化）で血流が途絶すると尿細管周囲毛細血管の血流も途絶し、ネフロンが消失すると考えられていましたが、輸入細動脈と輸出細動脈のシャント（短絡）形成が、加齢や腎症によって起きることが報告されています。シャントが形成されると、尿細管の血流途絶は免れることになり、尿生成はどのような機序で行われるのか興味ある問題です。

尿量が確保できうる限り、ＢＵＮやクレアチニンのコントロールは可能と思われますが、ＢＵＮ60㎎／dLを超えた患者さんにはクレメジンを用い50㎎／dL未満をコントロール目標にしています。クレアチニン値が４㎎／dLを超える例はあとに紹介する症例２のように、急性腎障害（ＡＫＩ）に陥らない限り認められていません。

腎臓は、このほか、血圧の維持や造血に関わるホルモンの生成、骨の維持に関わるビタミンＤの活性化、体液の量・質の調整など、全身の恒常性を保つうえで重要な役割を果たしています。また、慢性腎臓病（ＣＫＤ）にともなう骨ミネラル代謝異常（ＣＫＤ－ＭＢＤ）では、高リン血症や二次性副甲状腺機能亢進症がみられ、異所性石灰化、骨折や心血管病の発症につながります。さらに、抗老化に関与するクロトー遺伝子の低下が注目されています。クロトー遺伝子は鍋島陽一京大名誉教授によって発見・命名された抗老化遺伝子ですが、柏原直樹博士ら、黒尾誠博士らの研究によってＣＫＤ－ＭＢＤの早期からクロト―遺伝子の低下が認められることが明らかになり、本遺伝子産物の減少ないし欠如が末期腎不全の病態を形成しているとの「腎性老化仮説」を柏原直樹氏は提唱しています。

私は糖尿病、高血圧、腎炎などCKDの原因疾患（表10）患者が、それぞれ固有の合併症や併発・合併症による死を免れたケースや発症を免れているケースが、加齢とともにCKD・フレイル（虚弱）に進展すると考えています。

加齢（老化）にともなう変化

腎臓はきわめて大きな予備能（例えば2個ある腎の1個を摘出しても、糸球体濾過量（GFR）は75％以上残存）によって速やかな体液の恒常性維持に働いていますが、加齢とともにネフロン数の減少や個々のネフロン機能の低下が生じ、予備能の枯渇から慢性腎臓病に進展します。腎重量と体積は、男女とも40代前半をピークに95歳までは減少すると報告されています。この加齢にともなう腎萎縮は、皮質に優先的に起き、髄質は比較的保たれます。腎実質の萎縮は、細・小動脈の硬化・閉塞が主因で起き、とくに皮質（ネフロンの約86％が存在）の表層で著明とされています。

加齢性の糸球体硬化は、まず、糸球体毛細血管の減少、次いで消失へと進展しますが、この時、腎髄質では輸入細動脈と輸出細動脈の間に短絡（シャント）が認められることがあります。シャントによって、髄質の血流、即ち尿細管周囲毛細血管の血流は保たれます。一方、皮質ネフロンにはこのシャントはほとんど認められません。したがって、糸球体の機能途絶は輸出血管からの血流途絶となり尿細管壊死につながります。

傍髄質ネフロンのシャントの出現は、20歳代では20～30％ですが、加齢とともに増加し、80歳代になると傍髄質ネフロン糸球体のほとんどでみられるようになるとのこと。この加齢性糸球体硬化には性ホルモンが関与しており、男性ホルモン（アンドロゲン）が促進的に作用しています。

腎内の細・小動脈には種々の加齢性変化が起きています。小動脈（葉間、弓状、小葉間動脈）では40歳ごろから内腔の狭小化（小動脈硬化）や閉塞が進行します。高血圧や糖尿病、脂質異常症が存在すると、加齢変化は加速度的に進展します。血管系の加齢変化はネフロンの血流量の減少に深く関与し、30代の腎血流量を１００％とすると、80代には約50％にまで減少しますが、個体差が大きいとされています。

「腎機能温存療法」はネフロンの血液循環の改善

腎臓の機能を保持するには、まず、このGFR（糸球体濾過量）の維持・増大をめざすことです。それには、腎臓に十分な血流をもたらす必要があります。糸球体では毛細血管の内圧が過上昇にならないように糸球体の出口である輸出細動脈を拡げ、かつ糸球体係蹄の血流量と、その後に続く尿細管周囲毛細血管の血流量を増大させる必要があります。

私はネフロンの循環を次の①〜③に分けて考察しています（67ページ図21参照）。

①腎動脈から小葉間動脈を経て輸入細動脈まで

糸球体濾過量（GFR）を維持するためには、十分な量の血流が必要です。腎動脈から輸入細動脈までの動脈硬化（粥状硬化・細小動脈硬化）に対し、その危険因子（リスクファクター）である血清脂質異常と高血圧の治療が必要ですが、多くはCKDの初期から厳格な治療がすでに実施されているべきと思います。利尿薬を使用する場合には、「こまめな水分摂取」によって血流量を維持しなければなりません。

②輸入細動脈から糸球体毛細血管を経て輸出細動脈まで

ここに流入する血流量が少ない場合や、糸球体の病変で血流不全が生じている場合には、濾過量（ＧＦＲ）は低下し、原尿に移る老廃物の量は少なくなります。尿量を多くすることと輸出細動脈以下の尿細管周囲毛細血管の血流量を増加させることで、尿細管と血管間の再吸収と分泌が亢進し、腎臓機能保持・改善の方向に向かうと考えています。

もともと、糸球体の毛細血管は高い内圧にさらされています。それによって濾過が起きるわけですが、加齢や高血圧などの条件が重なると、血管の硬化が進みやすくなります。糖尿病で輸入細動脈からの血流が増えた場合も毛細血管の内圧はさらに上昇し、過剰濾過につながり、ＣＫＤ重症度はＧＦＲ90㎖／分以上のＧＩＡ１・２に属します。

糸球体へ血液流入量を維持・増加しつつ、糸球体の内圧の上昇を抑えるには、糸球体の出口（輸出細動脈）を広げる薬剤を使用します。この効能のある薬剤がレニン・アンジオテンシン（Ａ）系（Ｓ）阻害薬（ＲＡＳｉ）とカルシウム拮抗薬（ＣＣＢ）です。最近ＳＧＬＴ２阻害薬（フォシーガ®、カナグル®など）も慢性腎臓病（ＣＫＤ）と慢性心不全に適応となりましたが、この作用機序は輸入細動脈（入口）を収縮させ、糸球体への血液の過剰流入を正常化することによるとされています。本来、ＳＧＬＴ２ｉは糖尿病治療薬であり、ＲＡＳｉと併用される薬剤であることから、こまめな水分摂取にとくに留意する必要

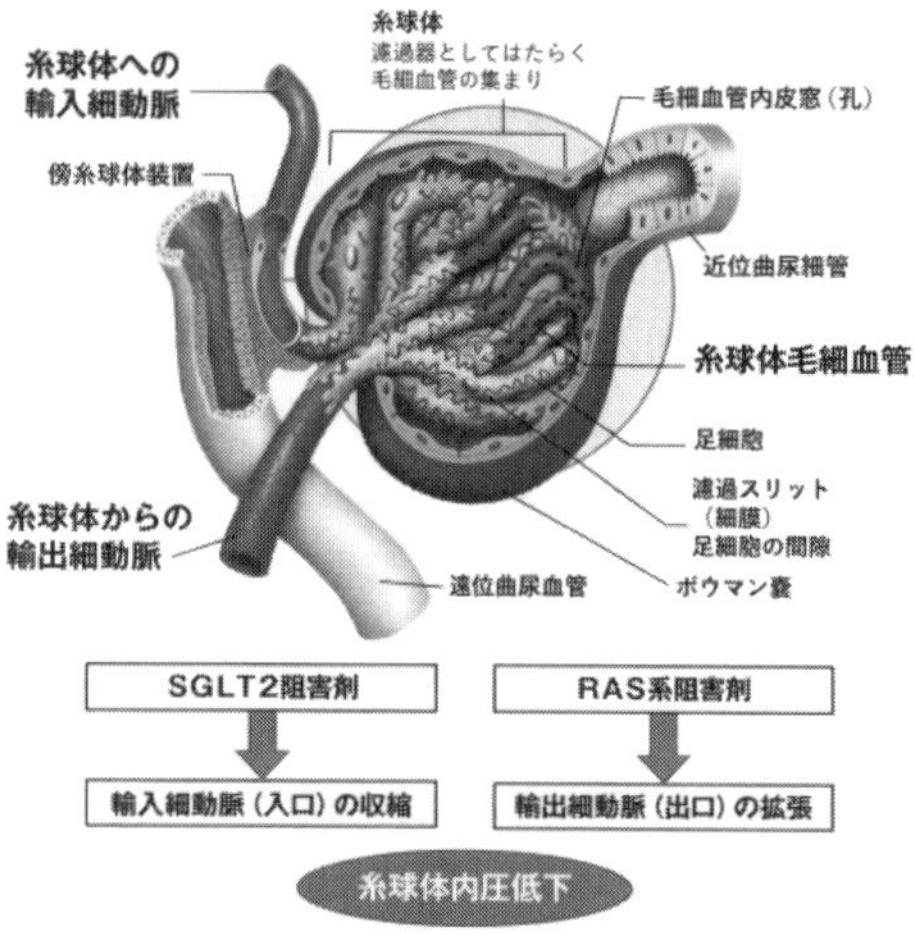

図22　糸球体内圧（濾過圧）低下作用

があります（図22）。

③輸出細動脈から尿細管周囲毛細血管を経て腎静脈まで

①②で糸球体濾過圧の過上昇を来すことなく、尿細管周囲毛細血管の血流増多をはかる方法を述べてきました。

この増加した尿細管周囲毛細血管の血流量は、腎静脈から腹部大静脈に入り、血液中の成分は再利用されることになります。図21のネフロンの構造―尿生成の機能単位―に示したように、両腎で200万個のネフロンの腎尿細管すべての長さを合計すると、80㎞に及ぶとされています。加齢やCKDによる尿細管細胞の減少で、この長さが短縮されるとはいえ、この膨大な距離を尿細管と周囲毛細血管はともに走り、このなかを流れる尿（原尿）は近位尿細管→ヘンレ係蹄→遠位尿細管、さらに集合管を流れる間に、尿と血液の間に再吸収と分泌が行われているのです。

飲水と薬物によって過剰な濾過圧を下げ（正常化して）、糸球体係蹄血流量を維持・増加させ、尿細管周囲毛細血管血流量を増加させることで、尿と血液の間には糸球体濾過機能および生体の恒常性維持や抗老化作用に対しても、望ましい方向に働いていくと考えられます。医者の長い経験から積み上げてきた仮説の要点です。

ＣＫＤ重症例の薬物治療

慢性腎臓病が進行し、機能するネフロンが減ると、血液中の老廃物の排泄障害が起きます。すると、本来は腎臓から尿に排出されるはずの血中の尿素窒素、クレアチニン、尿酸、インドキシル硫酸などの増加や、水分・電解質・酸塩基平衡の障害、ホルモン産生・調節障害、骨・ミネラルの代謝異常などが生じます。

その結果、通常は浮腫、貧血、血圧上昇、心不全、高カリウム血症、低カルシウム血症、高リン血症、アシドーシスが生じます。

しかし、温存療法下の私の患者は「おしっこが近くて困る」という訴えぐらいで、自覚症状に乏しく、末期腎不全になっても「何ともない」という返答ばかりでした。自覚症状に乏しいのは本温存療法の結果と思っています。

後に透析を導入するとしても、導入を遅らせることができれば、生活の質（ＱＯＬ）をより長く保ち、社会的・経済的な負担も軽減できるという大きなメリットがあります。

外来診療では、診察時にはほぼ必ず血中酸素飽和度や尿比重をチェックしています。家庭血圧および下腿・足背浮腫は日常的に患者がチェックすることで、主治医と患者が体液貯留と脱水の有無を共通の問題として留意していますが、重症の慢性腎臓病例がますます増加している現在、専門医療チームの結成を急いでいます。

全身性浮腫や心不全、肺水腫を合併・併発する場合には、利尿薬をベースとして、症状ごとにさまざまな治療薬を併用します。腎性貧血、高リン血症、低アルブミン血症など、それぞれの薬剤の投与でコントロールせざるを得ませんが、第1章で述べたように、高齢者といえども血圧は24時間、１３０／80㎜Hg未満に維持することです。維持療法を継続するなかで、収縮期血圧が１００㎜Hg未満になった時には脱水を第一の原因と考え、まず、こまめな水分摂取で対処することが必要です。

次に、代表的な症例を2例提示いたします。

【症例１（87歳　男性）】

１９８４年（49歳）から糖尿病、高血圧症、脂質異常症、リンゴ型肥満（メタボ）として開業医で加療されていました。１９９２年（57歳）に紹介されて主治医となりましたが、87歳の現在も「高齢者の総合機能評価」には何の問題もなく、日常生活動作（ＡＤＬ）は70歳前後の健常者なみ、生活の質（ＱＯＬ）は充実しています。

ＧＦＲに関する、長岡赤十字病院（長岡日赤）と当院外来のデータは表11に示しました。長岡日赤のデータでも、ＧＦＲは10年間で不変ないしやや改善しています。

本例のＧＦＲは、57歳時に42mL／分と糖尿病性腎臓病のＣＫＤ：Ｇ3bA1に進行し、77歳時にはＧ４A1に進行したので、透析に関して長岡日赤腎臓内科部長の山﨑肇博士にカウンセリングをお願いしました。血清Cr濃度が５mg／dLを超えていないこと等から、いまだ血液透析の適応ではないとのことでした。糖尿病治療歴38年、現在87歳となった糖尿病性腎臓病で、経過中に癌の手術や心房細動などの併発症でＣＫＤ：Ｇ５A2に陥った時期もありましたが、概ねＧ４A1で推移しています。「水はいっぱい飲んでいますよ」の言葉どおり、1日当たりの尿量は２０００mLを超え、外来診療時の尿比重は常に１・０１０以下でした。併発の慢性心不全はＮＴ－ＰｒｏＢＮＰ２００pg／mL前後の軽度高値にコントロールされています。ＣＴ所見では両腎の萎縮を認めるもののクレアチニンクリアランス（ＣCr）は

表11　長岡赤十字病院での検査成績および当科外来成績

（症例3　S．S　87歳　男性）

	2012年 6月1日	2017年 10月20日	2019年 9月6日	2021年 3月12日	2022年 11月22日
	77歳	82歳	84歳外来時	86歳	87歳
蓄尿量（mL/日）	2,050	3,000		3,130	
CCr（mL/分）	19.4	25.8	23	34.1	26
eGFR（mL/分）	15.5	18.4	19.0	22.8	23.3
Cr（mg/dL）	3.23	2.71	2.65	2.25	2.15
BUN（mg/dL）	35.0	28.7	30.9	32.0	26.0
Na（mEq/L）	138	135	138	138	139
K（mEq/L）	4.7	4.5	4.4	4.8	4.7
Cl（mEq/L）	102	103	104	103	106
Ca（mg/dL）	8.8	8.5	8.8	8.9	9.0
iP（mg/dL）	3.8	3.5	3.0	3.7	3.6
尿酸（mg/dL）	6.1	5.4	6.3	6.3	5.2
FPG（mg/dL）	114	92	（PPG）188	128	82
HbA1c（%）	7.3	7.0	7.6	8.1	6.8
尿比重	1.018	1.010	1.010	1.014	1.010
u-Alb（mg/g・Cr）	8.7		2.0		
u-Pr（g/g・Cr）	0.02	(6mg/dL)	0.07	(13mg/dL)	0.15
血色素（g/dL）	10.3	(8.8)※1	11.0	12.2	11.6
NT-proBNP（pg/mL）	251		194		146
BOT（2004年4月から）	BBT（2006年10月から）				
インスリングラルギン(u)	20	XR 24	デグレデク30	38	40
インスリンアスパルト(u)	30	30	32	32	32

※1　心房細動治療の抗凝固療法による出血性貧血治療中　　　糖尿病治療歴　37年

【ポイント】
アゾセミド・オルメサルタン・シルニジピン　カナグリフロジン　メトホルミン
水分摂取量：体重（kg）×25mL以上/日　　受診時尿比重チェック（1.010以下に）

10年前よりも改善傾向、現在もなお健康寿命を延伸中です。インスリン療法については2006年10月からBBT（インスリン強化療法）を実施しています。

経口薬は現在、アダラートCR®（40mg）とオルメテック®（20mg）各2錠を朝夕食後に分服、ワイテンス®（2mg）2錠とリバロ®（2mg）1錠を就寝前、カナグル®（100mg）とダイアート®（30mg）各1錠を朝食後、サンリズム®（50mg）1カプセルとフェブリク®（20mg）1錠を昼食後に内服としています。糖尿病性網膜症および神経障害はありません。

新型コロナ禍中、運動不足とストレスのため家庭血圧と血糖コントロールがやや悪化気味ですが、ADLとQOLは良好に保持され、リンゴ型肥満も相変わらず保持されています。

【症例2（97歳　女性）】

2002年から高血圧症、脂質異常症として、某綜合病院で10年間加療されていました。2012年（86歳）に紹介され、以後主治医を務めています。診察室血圧は140／70mmHg未満でしたが、家庭血圧は朝食前および就寝前とも、収縮期血圧160〜170mmHgと高値でした。86歳時にGFRは30mL／分未満とG4A3に進展し、軽度の左室肥大と慢性心不全、両頸動脈粥状硬化、糖尿病を認めました。2018年1月26日には、尿素窒素

（ＢＵＮ）１０６mg／dL、Cr５・３５mg／dL、ＧＦＲ（ＣCr）３mL／分、血色素（Hb）９・８g／dL、血清カリウム（Ｋ）５・６mEq／L、無機リン（iP）６・１mg／dL、尿比重１・０３０超と末期腎不全状態（脱水による急性腎障害）になりました（以下ＢＵＮ・Cr・Hb・Na・Ｋ・iPの単位省略）。

その後、急性腎障害（ＡＫＩ）を再度発症しましたが、次に述べる脱水による急性腎障害への対応によって透析に導入されることなく97歳に至っています。この間、加齢とともに認知機能は低下、慢性心不全の一過性増悪を認めましたが、主として外来治療により改善しています。

本例はＢＭＩ（体格指数）15と低体重で、サルコペニア（筋肉量減少症）を認めますが、自立歩行は可能、付き添いつきで外来加療を継続しています。今回のＡＫＩは、３日前より食欲なく、前日は野菜スープのみで済ませていたとのこと。高カリウム血症に対してカリメート®とダイアート®を追加処方し、水分補給のためカリウムフリーのソリタT１号®補液５００mLを４日間点滴静注しました。同月30日のHb値は10・０、ＢＵＮ84・２、Cr１・８４、Ｋ４・１、尿比重１・０１０となりＡＫＩを脱し、その後ＣＫＤ：Ｇ４Ａ２に回復しました。

なお、本章は見附市発行の非売品「寿命革命Ⅱ　血液透析療法を回避する腎機能温存療法」として、令和４年１月10日に上梓しましたが、３００部限定でしたので、広く知っていただくことを願って本書にも採り上げました。

第３章　あなたの主治医はあなた

「健幸」な人生はあなたの心掛け次第

ためらわずに検診・健康づくりを——若い世代も老後を見すえて

診察の時、私が患者に腹八分目や節酒、禁煙などについて助言すると、よく返ってくるのは、

「わかっちゃいるけどやめられない」

「つい怠けてしまって……」

といった弁解の言葉です。薬を飲む前に取り組んでほしいことは数多いのですが、なかなか守ってもらえません。

それればかりか、30代～50代の働き盛りの患者は、すぐに治療が必要な場合でも、なかなか通院してくれません。多忙で通院の時間が取れない、医療費の3割負担が重いなどの理由です。

また、人間ドックやがん検診、住民健診の受診率が低い原因の一つに「病気が見つかると怖いから受けない」など、少数ですが信じ難い理由が挙げられていると側聞します。

「何を云っているんですか」「他人事ではなく、あなた自身の大事な問題ですよ」とつい語気を強めたくなります。

早期発見、早期治療で、すみやかに病気を治し、健康を保つための健診・検診です。そのために第一歩を踏みだすのは、ほかでもないあなた自身です。

病院の外来診療や運動教室のメディカルチェックを通して感じることは、自律・自立精神の不足している人が、老若男女問わず増えているのではないか、ということです。トレーニングはあなたが、あなたのためにやるべきことです。

あなたの主治医はあなたご自身です。心身の健康は、自らの日ごろの取り組みの結果でもあるのです。

脂質異常症でＬＤＬＣの値が１４０㎎／dL以上の患者でも、頸動脈プラークの進展・憎悪が認められなければ、私は原則として薬剤は用いず、日常生活（食事・運動）療法のみを指導しています。しかし、「言うは易く、行うは難し」。プラークが進展・憎悪してしまう人が多く、結局は薬剤に頼らざるを得ないのが実状です。

今の60代、70代はまだまだ若い
――気力、体力、知力を保って寝たきり予防

毎年、誰もが１歳ずつ年齢を重ねますが、それは暦年齢、つまりカレンダー上の年齢の話です。

体力年齢や精神年齢、脳年齢など、観点を変えれば、心身の年齢は人それぞれです。体質や生活習慣に応じて変わりますし、鍛え方次第では若返ることも可能なのです。中高年になってからでも、続けて運動に取り組めば、成果はきっと心身に表れます。

高齢に甘んじることなく、「気力、体力、知力」を保つよう努力しましょう。60歳を過ぎても、けっして遅すぎることはありません。

私は見附市健康運動教室の参加者に対する「メディカルチェック」を担当しつつ、満60歳から第1期生として週2回の筋力トレーニングに参加し、20年経ちました。その甲斐あって、満77歳時までの総合体力年齢は50歳未満と判定されていました。

「健康運動教室」の第1期生100人の総合体力年齢は、1年間のトレーニングを経て、平均66・4歳から53・5歳へと〝若返り〟ました。この間に実年齢を1歳重ねたにもかかわらず、体力的には平均で約13歳も若返ったのです。

49〜77歳の私の患者20人（男性5人、女性15人）にも教室に参加していただき、トレーニング（筋トレ）の効果を調べました。運動習慣がないうえ、すでに薬物療法を受けていた人が大多数でした。なお、筋トレ後の成績には、個々の例で最も体力年齢が若返った時点（開始から6か月後〜1年後）における検査成績を採用しました。

筋トレによってＢＭＩ（体格指数）と腹囲の減少を認めましたが、減少率では腹囲の減

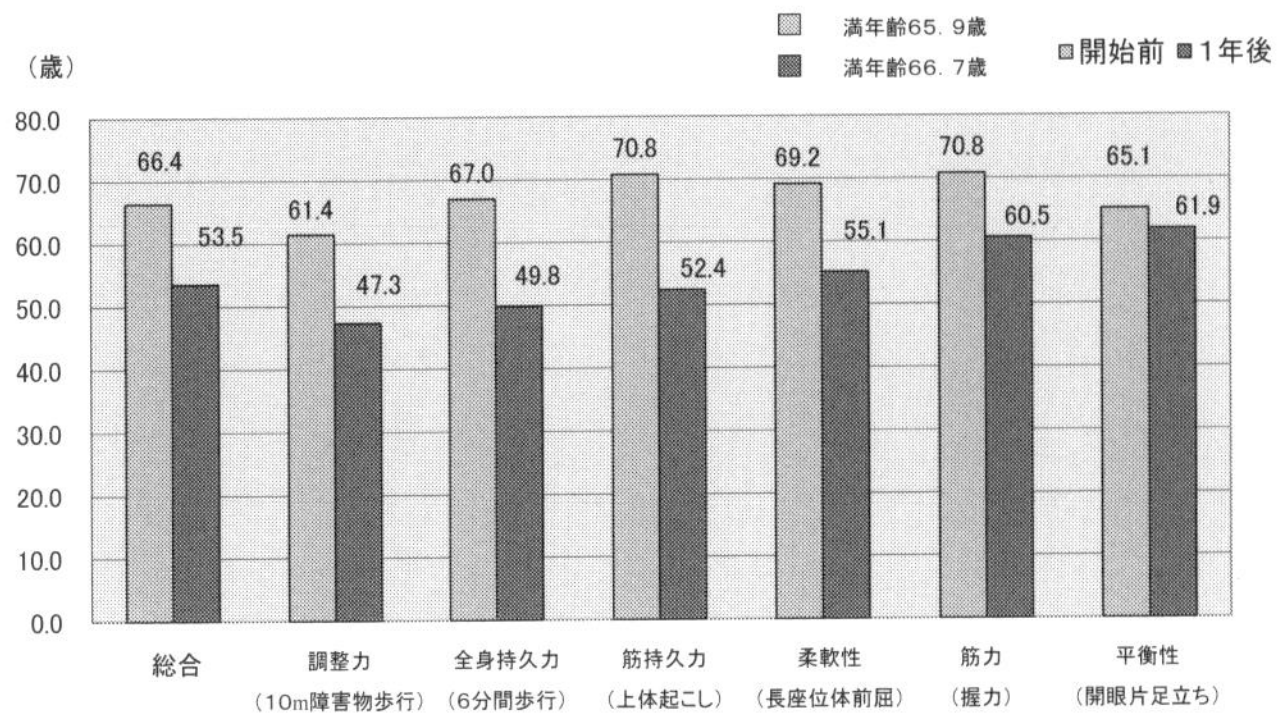

図23　第１期生　体力測定結果（体力年齢）

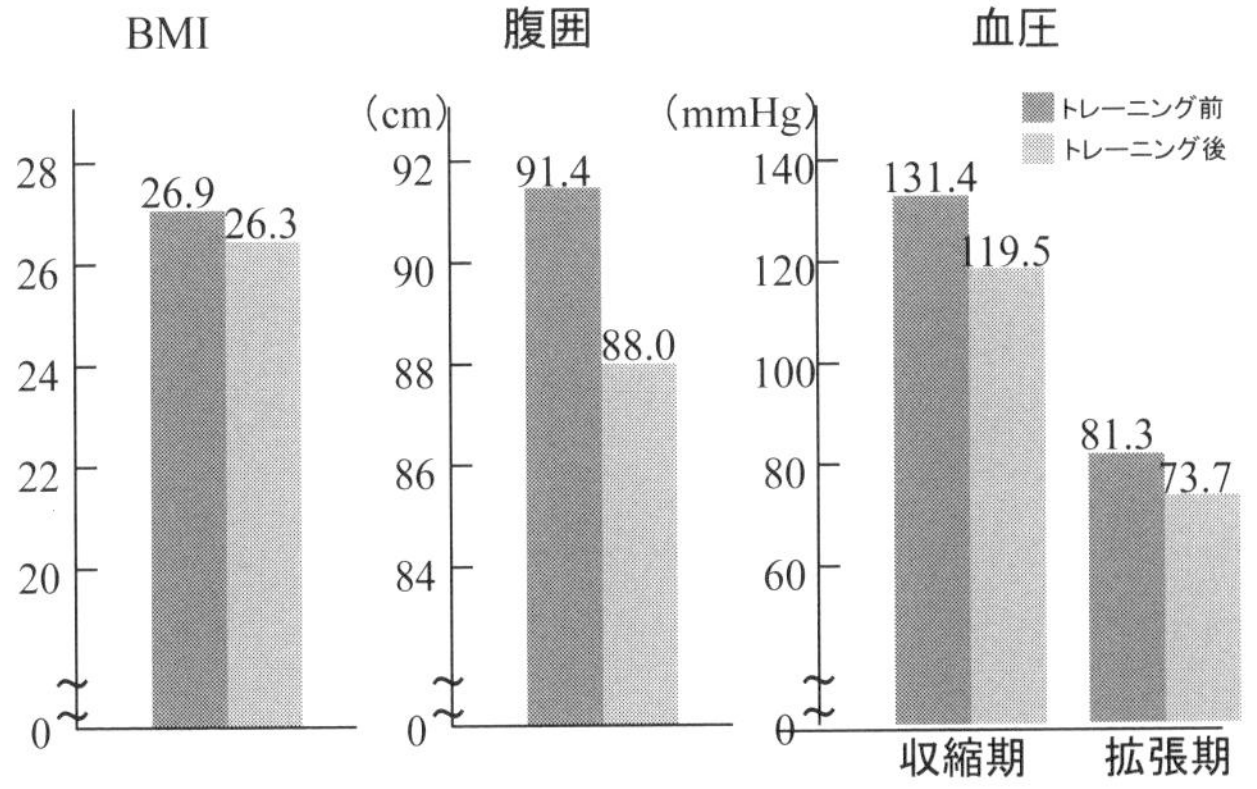

図24　筋力トレーニング効果（BMI、腹囲、血圧）

少率に大きな効果がありました。体重の減少はさほどではなくても、ウエストが引き締まり、「格好良くなったと云われた」という女性が多かったようです。

血圧は収縮期・拡張期とも9％強低下し、ともに至適血圧レベルにコントロールされました。血清脂質では、TG、LDLC、FFA（遊離脂肪酸）の減少とHDLCの増加、β／αC（nonHDLC／HDLC）比の著しい低下を認めました。すなわち、筋トレは薬物治療による血清脂質の改善効果を、さらに大幅に高めることが明らかになったのです（図25）。

糖代謝関連では、FPG（空腹時血糖）値が平均で約12㎎／dL、HbA1cが0・25ポイント、インスリン（IRI）値が1・1μU／mL低下し、HOMA－Rは0・4ポイント改善しました。

これを変化率でみると、HbA1cを除き、いずれも10％を超える改善で、とりわけインスリン抵抗性の指標HOMA－Rの低下率は22％と顕著でした（図26）。

運動が高血圧、脂質および糖代謝異常に有効なことは古くから知られており、その改善作用の機序（インスリン抵抗性の改善）も明らかになっています。

がんや心疾患、脳血管疾患、そして自殺についても抑制の傾向が報告されています。

見附市の健康運動教室で実行している筋トレは、メタボなどの運動療法として非常に有

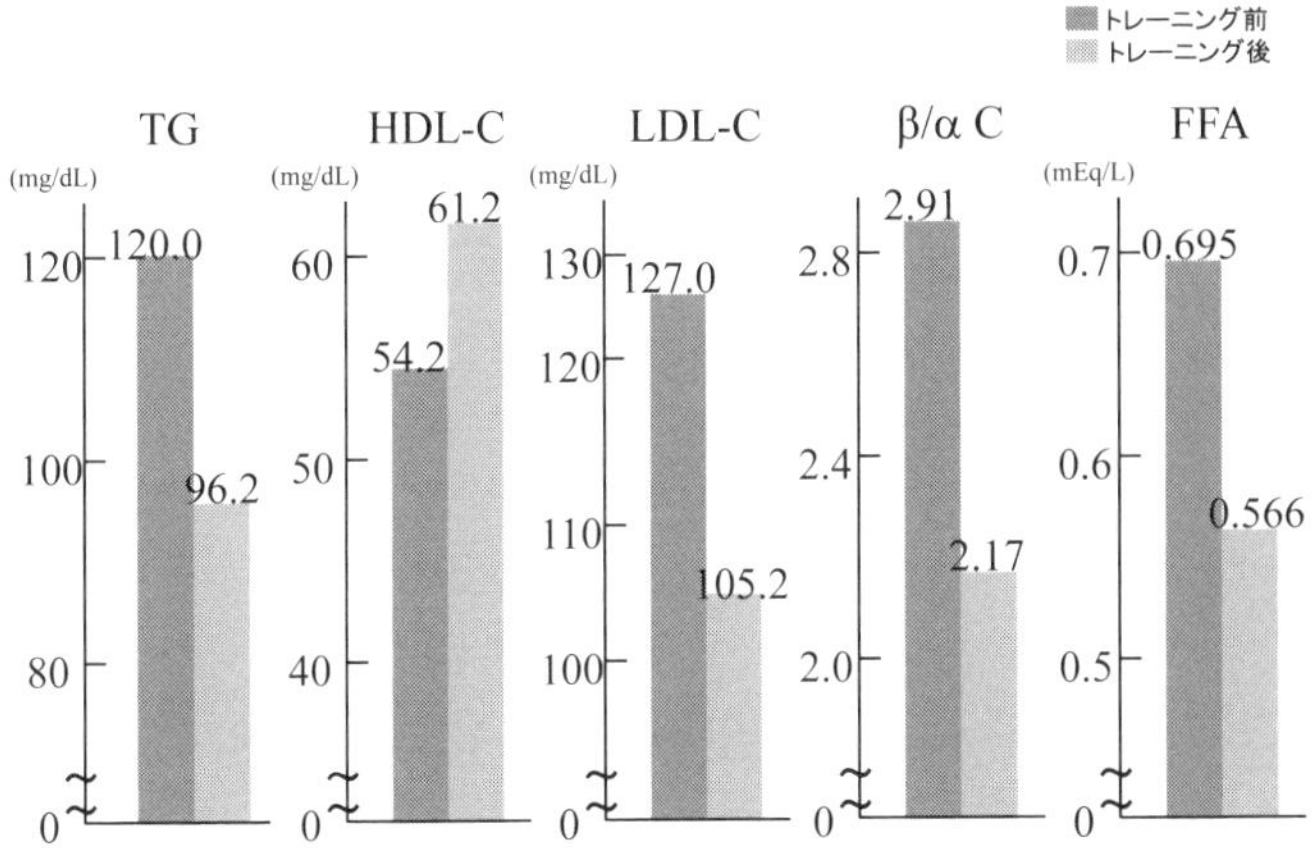

図25　筋力トレーニング効果（脂質代謝）

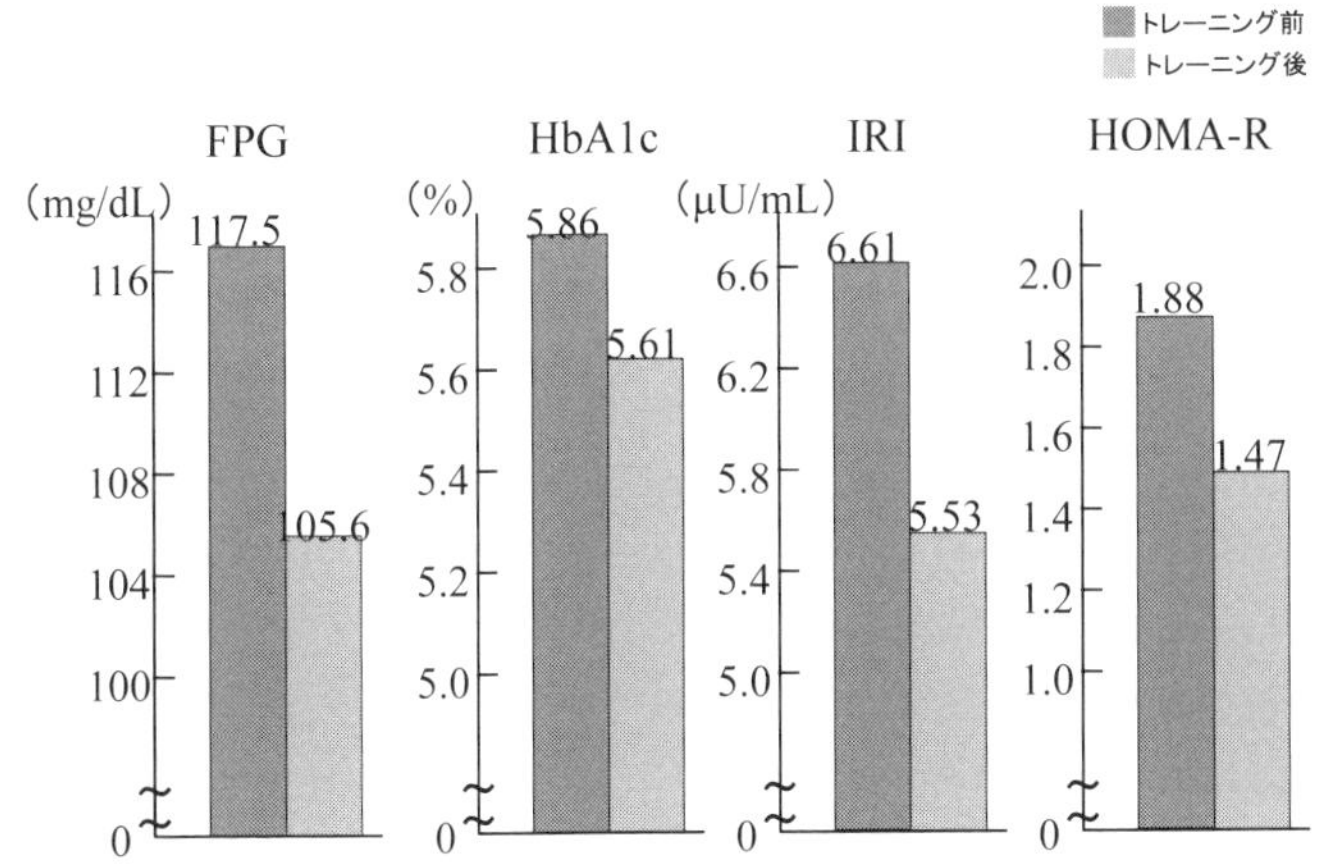

図26　筋力トレーニング効果（糖質代謝）

効・有用であり、このスポート（健康増進を目的とした運動）の普及に今後とも努めたいと思っています。

「人は血管とともに老い、脚力とともに老いを知る」

ウイリアム・オスラー博士の名言に、日常診療の経験から「脚力とともに老いを知る」を加えたものです。

平成14（2002）年9月に発足させた見附市健康運動教室は自助、共助、公助の三位一体の取り組みで、体力年齢の大幅な若返りをもたらし、メタボリックシンドローム患者の腹周囲径の減少、血圧の低下、糖および脂質代謝の改善に有効でした。

東京医科歯科大下門教授との共同研究によれば、腸内細菌フローラがアルツハイマー病のフローラと異なり、若返りの方向になっているとの成績が得られています。

今の時代、高齢者、老人といった言葉は、60代から70代前半の世代には似合いません。ですから、「もう高齢者だから」などと気取って、のんびりしていてはいけません。実際、ようやく老人という言葉に追いつくのは、75歳になってから、といったところではないでしょうか。

寝たきりにならないためには、その原因となる病気を予防することに尽きますが、これまでも記してきたとおり、ご自身の日常生活の心がけがなによりもの対策となります。

水（水分）は百薬の長

■起床時からこまめに水を飲んで〝貯水池〟を潤す

私たちの体の6割は水分でできていて、そのうち4割は細胞内にありますが、脂肪の組織・細胞には、〝水と油〟のたとえどおり、水を蓄えることができません。体内で〝貯水池〟の役割を担っているのは骨格筋（筋肉）です。骨格筋は8割が水分、2割がたんぱく質だとされています。

年を取ると、内臓脂肪が増える一方、皮下脂肪や筋肉量が減ってきます。サルコペニア（筋肉量の減少）で貯水池が小さくなり、体内の水分が約55％以下に低下すると、喉の渇き、脱力感、四肢冷感、皮膚・粘膜の乾燥、血圧低下など脱水の症状が現れ、細胞内脱水から血管内脱水に陥りやすくなります。

脱水がさらに進み血管内脱水に陥ると、急性脳循環不全（立ちくらみ、めまい、失神、意識の混濁、さらに脳梗塞）や急性冠循環不全（動悸、息切れ、頻脈、不整脈、時には虚血性心疾患）、急性腎不全・AKI（尿量減少、BUN・クレアチニン・カリウム値の急上昇、アシドーシス、尿毒症）が発症します。

水は、こうしたさまざまな症状の発症を防ぐ「百薬の長」だと云えますが、高齢者は喉の渇きを感じにくい、感じても飲水行動につながりにくいので、水分が不足しがちです。毎日、食事以外にも積極的に水分を摂りましょう。私は毎日、合計で「体重〈kg〉×25㎖」以上摂ることを勧めています。

例えば、体重が60kgの人なら1500㎖以上です。朝起きてから夕食前までに、合計がこの量となるよう、こまめに水を飲むのです。季節にもよりますが、2L程度が上限でしょう。ただし、すでに慢性腎臓病や心不全のある方は、主治医の指示を要しますが、厳格な水分摂取制限はお勧めできません。

さらに、貯水池である筋肉の量を維持したり増やしたりするために、筋トレをお勧めします。私の外来では見附市の健康運動教室への参加を勧めています。ほかの市町村でも、同様のプログラムを実施しているところが多くなってきました。

教室への参加が困難な人には、私が診察室で実地指導しています。とくに高齢者の治療に当たっては、このような取り組みも欠かせないと考えます。

■ヒートショックの真相は脱水による急性循環不全

寒い浴室に入ったり、熱い湯に入った瞬間の「ヒートショック」という説が注目されています。この言葉は医療関連学会ではなく、建築関連学会から提唱されたものと認識しています。

しかし、死亡に至るケースの７割以上は浴槽内で起こりますし、かぶり湯もせずに浴槽に飛び込む高齢者はまずいないでしょう。温度の急変によるショックより、さらに大きな要因があるはずです。私は入浴にともなう「脱水」と、それによる「急性循環不全」が最大の原因だと考えています。季節や体調、湯温、入浴時間などによって変わりますが、入浴中に失われる体内の水分は約３００~６００㎖に上るとされます。

体が脱水状態になると、体内を循環する血液の量が減少し、血圧が低下します。その結果、前述の急性脳循環不全、冠循環不全が起きるのです。また、体内水分は緩衝作用がありますので、脱水でこの作用が低下すると、体は外気温、湯温の変化に、さらに影響されやすくなります。

血圧は心拍出量、循環血液量、末梢血管抵抗、血液粘稠度および太い動脈の弾性で規定されますが、高齢者では循環血液量の比重が大きくなります。

脱水は循環血液量減少（組織の低酸素）の最大の要因です。

一方、高齢者は口渇中枢、抗利尿ホルモン産生、腎臓での水再吸収機能の低下があり、飲水不足と利尿で脱水になりやすい上、サルコペニア（骨格筋量の減少）と内臓脂肪の増加で、水分保持能力（貯水池）が小さくなっているので、こまめに水分を補給する必要があります。しかし、口渇があっても飲水行動に結びつかない人が多いのです。

「寿命革命　初版」で紹介しましたが、平成21年（２００９年）から5年間の見附市消防本部の入浴事故調査報告書によれば、全94人中57人（61％）が浴槽内、37人が浴室で発生、このうち死亡・心肺停止例は35人でした。この35人中22人（63％）は80歳以上の高齢者でした。風呂場に向かってから事故発現までの時間が15分以内の例は、94人中23人（24％）。うち死亡例は３人でした。私の患者（91歳の男性）も12月の夜に入浴事故に遭いました。長風呂を不審に思った家族が浴槽内で意識混濁状態（ＪＣＳレベル10）の患者を発見、市立病院に救急搬送されてきました。脱水による急性脳循環不全の診断で輸液を行い、寛解しました。本人の言葉では「天国に行ったような気分で、このまんまあの世に行きたかった」とのこと。

図27に脱水による収縮期血圧の急激な低下例（21㎜Hg以上の低下）を示しました。

３日間の収縮期血圧平均値が１００㎜Hgを割ることは稀《まれ》で、通常はこの状態になる以前に降圧薬を変更し対処します。受診時の家庭血圧（収縮期）に１００㎜Hg未満の記載がある日については、脱水による血圧低下を疑い、入浴前・中・後に補水をするように指導しています。ヒートショック予防および腎機能保持のため、正に「水は百薬の長」と実感し

症例1：S. Y　女性　1931年3月生　87歳　カルテID8●5●5　BMI：16.6

2018年7月～9月　長風呂による就寝前の収縮期血圧低下

日	起床時 血圧	起床時 脈拍	昼前 血圧	昼前 脈拍	寝る前 血圧	寝る前 脈拍
7/8	128/72 6時40分	58	123/86 11時30分	64	95/60 21時20分	60
7/9	112/74 6時30分	55	113/72 11時40分	70	75/58 21時30分	63
7/10	104/68 6時30分	64	121/85 12時00分	62	111/60 21時30分	66
9/12	124/88 6時30分	54	110/77 11時40分	62	112/78 21時30分	68
9/13	114/72 6時30分	59	106/75 11時50分	59	104/74 21時30分	64
9/14	122/84 6時30分	54	115/79 11時40分	61	110/79 21時20分	68

入浴前～入浴中の水分補給300mL前後で、
寝る前の血圧は9月には109/77　評価Aとなった

HBP　8●5●5			評価
早　朝	104-128 ／ 78	P 59	C
就寝前	75-111 ／ 60	P 63	C
昼　前	119 ／ 81	P 65	A
早　朝	120 ／ 81	P 54	A
就寝前	109 ／ 77	P 68	A
昼　前	110 ／ 77	P 61	A

A：最大血圧　3日間の変動幅10mmHg以下
B：最大血圧　3日間の変動幅11～20mmHg
C：最大血圧　3日間の変動幅21mmHg以上

症例2：K. M　男性　1944年10月生　73歳　カルテID● 5 ● 9　BMI＝18.2

2018年2月～3月　深酒による就寝前の収縮期血圧低下

日	起床時 血圧	起床時 脈拍	昼前 血圧	昼前 脈拍	寝る前 血圧	寝る前 脈拍
2/3	125/72 7時00分	72	113/62 12時10分	62	85/53 20時50分	80
2/4	128/73 6時55分	69	102/57 12時10分	50	87/47 20時45分	71
2/5	120/64 6時55分	61	113/60 12時15分	50	105/56 20時50分	76
3/17	122/67 6時50分	66	112/65 12時00分	52	105/60 21時55分	61
3/18	128/74 6時40分	69	129/66 12時15分	55	117/65 20時40分	75
3/19	130/83 6時50分	74	115/72 12時00分	73	110/68 20時45分	76

飲酒後の水分補給200mL～400mLで
3月中の血圧に戻った
※ヒートショックは6割以上が浴槽内で起きているが、
大多数は脱水による急性循環不全が原因である。

HBP　●5●9			評価
早　朝	124 ／ 70	P 67	A
就寝前	92 ／ 52	P 76	B
昼　前	113 ／ 60	P 50	B
早　朝	127 ／ 75	P 70	A
就寝前	111 ／ 64	P 71	B
昼　前	119 ／ 68	P 60	B

3日間のそれぞれの値で同一値が
ある場合、平均値でなくその同一値を記載

図27　家庭血圧が暴く真実
（ヒートショックの原因は脱水による急性循環不全）

ています。

夏の熱中症とその対策については、マスコミでしばしば取り上げられ、周知のことと存じますが、高齢者のなかにはエアコン嫌いで就寝中に大量の汗をかき、脱水症となる例が見受けられます。この「夜間熱中症」は冬でも起こります。

冬は、喉が渇いても水を飲むという行動に結びつきにくくなり、多くの人が「脱水準備状態」にあると云えます。電気毛布にくるまっているうちに発汗し、脱水症となるのです。

寝ている間の脱水症は、自覚症状に乏しくても、早朝（朝食前）の血圧に表れます。収縮期血圧が、普段の値に比べて21㎜Hg以上も下がるのですが、その場合は、夜中に目覚めた時やトイレに起きた時に水を飲むことで改善しますので、日常習慣とするよう指導しています。

また、大事故、大災害の際に、遭難者・被災者の生死を分かつ「72時間」という数字がよく聞かれます。それ以上生き延びられるかどうかという問題は、水が飲めるどうかにかかっていると、私は考えています。

60歳以上、健診や人間ドックでＣＫＤ：Ｇ3a（ＧＦＲ60㎖／分未満）になった方々は、水分摂取を心がけ、習慣化するように勧めています。

究極の減塩・減量法は「会席料理」式の食事、おかず優先の食べ方

日本人の減塩は、今もまだ十分とは云えません。

厚労省の「国民栄養調査」に食塩摂取量の項目が加わったのは１９７２（昭和47）年。ＷＨＯは１日摂取量を「６ｇ以下」としていましたが、わが国の指針では「15ｇ以下」、かつ「13ｇ程度は必要」とされていました。

日本のガイドラインが「10ｇ以下」となったのは、電気冷蔵庫がほぼ全世帯に普及した１９７９（昭和54）年のことでした。食塩摂取量の平均値は、２０１９（令和元）年の国民栄養調査でも10・１ｇであり、やや減少傾向にあるとされますが、今後はいっそうの減塩を進め、６〜７ｇをめざすべきでしょう。

また、メタボ、糖尿病、高血圧、脂質異常症の改善には、食事療法も有効です。とくにお勧めしたいのは、「会席料理」のメニューとその食べ方です。

ご飯とおかずを交互に口に運ぶ通常の食べ方ではなく、先ずおかずを先に食べ、その後、ご飯を食べます。宴会でご経験だと思いますが、おかずだけで食べると、塩分の多い料理は避けたくなるものです。そのうえ、後半のご飯のほうは、おかずを食べたあとですから、

自ずと量が減って、消化・吸収も緩やかになるはずです。

すなわち、食後血糖値の上昇を抑えることにつながるわけです。

また、高血圧のうえ、毎日「3食味噌汁《みそしる》付き」という人には、具だくさんで薄味の味噌汁を1杯、朝食のみに限るとか、緑黄色野菜と大豆食品を多く摂る、といった食べ方を勧めています。

こうした方法なら、比較的無理なく、食事の減塩・減量に取り組めるでしょう。なかなかできない「腹八分目」の実現も容易なはずです。

50年近く前のことですが、1972年、私はメキシコで開かれた国際腎臓学会議に参加しました。米国に立ち寄り各地を回ると、どこの食事も私の口には塩気の足りない甘口の料理ばかりでした。

この経験にはすっかり閉口しましたが、その後、米国のガイドラインに「食塩摂取量は1日6g未満」と示されていたことには納得させられました。

私が患者に勧めている実践的な減塩・減量法に加え、ほかには次のようなものがあります。

高LDLC血症で頸動脈にプラークを認める方々には、
○鶏肉は皮を、豚肉は脂肪の多い脂身などを除いて食べる。焼肉で脂を減らす。

◯魚卵、鶏卵、甘いケーキ類、ファストフードはなるべく控える　などです。

しかし、凡人の私は、強力スタチンとエゼチミブの服用で、ＬＤＬＣをおおむね80㎎／dL以下にコントロールしています。ストレスになるような厳格な食事指導は控えています。こうして食塩と動物性脂肪、砂糖、単糖類を制限する工夫は、健康食として多くの人に必要です。

しかし、成長期にある子供、若者には家族性高ＬＤＬＣ血症でない限り、卵類などは、むしろ積極的に食べることを勧めています。また、健康で標準体重を保っている人には当然ですが、カロリー制限を課すことはありません。

こうした食事の工夫、それにスポート（健康増進を目的にした運動）の実践の組み合わせで、熟年者・高齢者といえども、体力年齢の大幅な若返りやウエストに「くびれ」を取り戻すことができます。高血圧症、糖尿病、脂質異常症、メタボなどに確かな改善効果が認められるのみならず、体型の変化も、人生に自信を持つことにつながっているようです。

骨折予防対策にはカルシウム、ビタミンD摂取と日光浴

骨は毎日、古い部分を壊し（骨吸収）、新しい骨を作って（骨形成）生まれ変わります。年齢を重ねるにつれ、骨を造る細胞（骨芽細胞）の働きが、骨を壊す細胞（破骨細胞）の働きに追いつかなくなると、骨密度が低下して、骨がスカスカになってしまいます。

骨密度は男女とも40代後半から減る一方です。とくに女性は閉経後に急減します。骨密度が若年健常成人（20～44歳）の平均値の70％未満になった時、骨粗鬆症と診断されます。

家族に骨粗鬆症の人がいる、運動不足、痩せすぎ、それに食塩過多、カルシウムやビタミンDの不足、閉経、高齢といった因子が重なっている人は、骨折しないうちに、あらかじめ医療機関で骨密度を調べてもらうといいでしょう。見附市の場合は、市立病院内の「健幸の駅」が利用できます。無料で保健師・看護師の生活指導を受けることもできます。

骨の強度を規定する因子として骨量・骨密度が使われますが、近年は、「骨質」が注目されています。骨の強度の70％は骨量、30％は骨質によると考えられています。

骨質の主成分は骨芽細胞から分泌されたコラーゲンであり、骨の組成のうち約50％を占めています。コラーゲンは繊維状の束となり、束同士はブリッジ（架橋）を形成して強度

を保っています。ブリッジに錆（ＡＧＥｓ）がたまると、骨がもろくなっていきます。このブリッジの変化指標となる血中のホモシステイン、尿中のペントシジンという物質が両方とも増えると、骨折のリスクが高まるとされています。

骨粗鬆症による骨折のリスクは骨吸収抑制薬で半減しますが、まずは自身の最大骨密度を高めておくことが重要です。

第1章でも触れたように、骨を丈夫にするのは子どものころからの課題です。その対策のため、女子は8歳ごろから、男子は10歳ごろから身長の伸びが停止するまで、カルシウムを1g、ビタミンDを5μg（２００ＩＵ）以上、それぞれを毎日摂取することを推奨しています。

ビタミンＤを多く含む食品としては、アンコウ（とくに肝臓）やイカナゴ、イワシ、サケ、筋子、身欠きニシン、シラス干し、干しキクラゲ、干しシイタケなどがあります。サプリメント（肝油）も手段の一つでしょうか。

こうした栄養面の食育について、親御さんにも知識を得てもらいたいものです。なお、50歳以上になったらビタミンDは加量して４００ＩＵ、70歳以上は６００ＩＵの補充が必要とされています。

ビタミンＤの吸収や活性化には、紫外線が関わっています。今は屋外で紫外線に当たる機会のない人も多いでしょう。1日15分程度の日光浴を心がけてください。

喫煙は論外、飲酒は体質に応じてほどほどに

細菌やウイルス感染を除いた、わが国民の死亡に寄与する要因のビッグスリーは、「喫煙」「高血圧」「運動不足」です。

とくに喫煙はダントツの第1位ですから、たばこは絶対にやめるべきです。副流煙で他人に迷惑をかけていることも、喫煙者は認識すべきでしょう。

たばこが肺がんの原因となることはよく知られていますが、慢性閉塞性肺疾患（COPD）との関連や、副流煙に発がん物質が多く含まれていること、それに受動喫煙者が主流煙・副流煙のダブルパンチを受けることにも関心を持ちたいものです。主流煙は喫煙者が吐き出す煙、副流煙はたばこの点火部分から出る煙です。

喫煙は閉塞性動脈硬化症（ASO）など、動脈硬化性疾患の重大な危険因子として古くから注目され、高血圧、高脂血症などよりも大きなウェイトを占めています。

心筋梗塞については、喫煙本数が増えるほど心筋梗塞を起こす危険性が増すと報告されています（フラミンガム研究報告、「日本データ80」など）。

また、心筋梗塞が発症した後に禁煙したグループと、しなかったグループとを比べると、禁煙したグループの長期死亡率は約61％も低かった、とする研究もあります（大阪急性冠症候群研究会）。その低下率はＡＣＥ-ｉやβ遮断薬といった薬剤を投与したグループをしのぐものでした。

また、脳卒中と喫煙の関係には性差が見られ、喫煙する女性は、吸わない女性に比べ、脳卒中死が約４倍多くなったとの報告もあります。

たばこの害をなくすには、云うまでもなく禁煙することです。簡単ではないとしても、永久禁煙に成功した人は少なからずいます。禁煙外来の受診も一つの方法です。

喫煙が関係する疾患を表12に示しました。

飲酒は適量なら善玉コレステロールの増加、血栓ができやすい状態の改善（ただし、脱水に注意）、血圧低下などの効用で、脳卒中や心筋梗塞を予防します。

しかし、酒の場合、「適量なら」とか「ほどほどに」とかいう言葉が曲者です。自分で「ほどほどに」飲んでいると云う人でも肝機能を検査すると、γＧＴＰやＧＰＴ、ＧＯＴ、コリンエステラーゼが異常値の人が多いのです。他方、２合程度を毎晩飲んでいる人でも、肝機能が正常にとどまっているケースがあります。

体質的にアルコールが体に合わない人には断酒を勧めたいのですが、外せない宴席では

表12　喫煙が関係する疾患

・がん（口腔、咽頭、肺、食道、胃、膀胱、膵、子宮）
・呼吸器疾患（慢性気管支炎、肺気腫）
・循環器疾患（虚血性心疾患、脳血管障害、閉塞性動脈硬化症）
・消化器疾患（慢性胃炎、消化性潰瘍）
・脳疾患（脳萎縮、脳梗塞、くも膜下出血）
・産科領域（流・早・死産、胎児の発育障害）
・小児科領域（発育障害、喘息その他の呼吸器疾患）
・その他（骨粗鬆症）

（後藤由夫,：決定版！成人病予防のすべて, 1995：105-118　一部改変）

長命酒（日本酒をお湯で2分の1に割った酒）のトックリを1～2本用意してもらい、場の雰囲気を盛り上げるのも良いでしょう。

私は、ポリフェノール、とくにレスベラトロールやタンニンの多い赤ワインを、ほかのアルコール飲料とちゃんぽんに飲むようにしています。ワインのアルコール度は日本酒とほぼ同等ですが、動脈硬化や血栓形成の予防に役立つことを期待してのことです。

一般に、適量飲酒量の3倍以上を長期間飲みつづけるとアルコール依存症となり、消化器系疾患（肝臓、膵臓、食道、胃）、精神病、神経系疾患（中枢・末梢）の発症リスクが著しく高まるとされています。

アルコール中毒といえば、まずこれらの疾患を思い出しますが、心筋症や不整脈、高血圧症、脂質異常症、脳出血、硬膜下血腫など、循環器系の病気につながる場合も多いのです。また、糖尿病では血糖コントロー

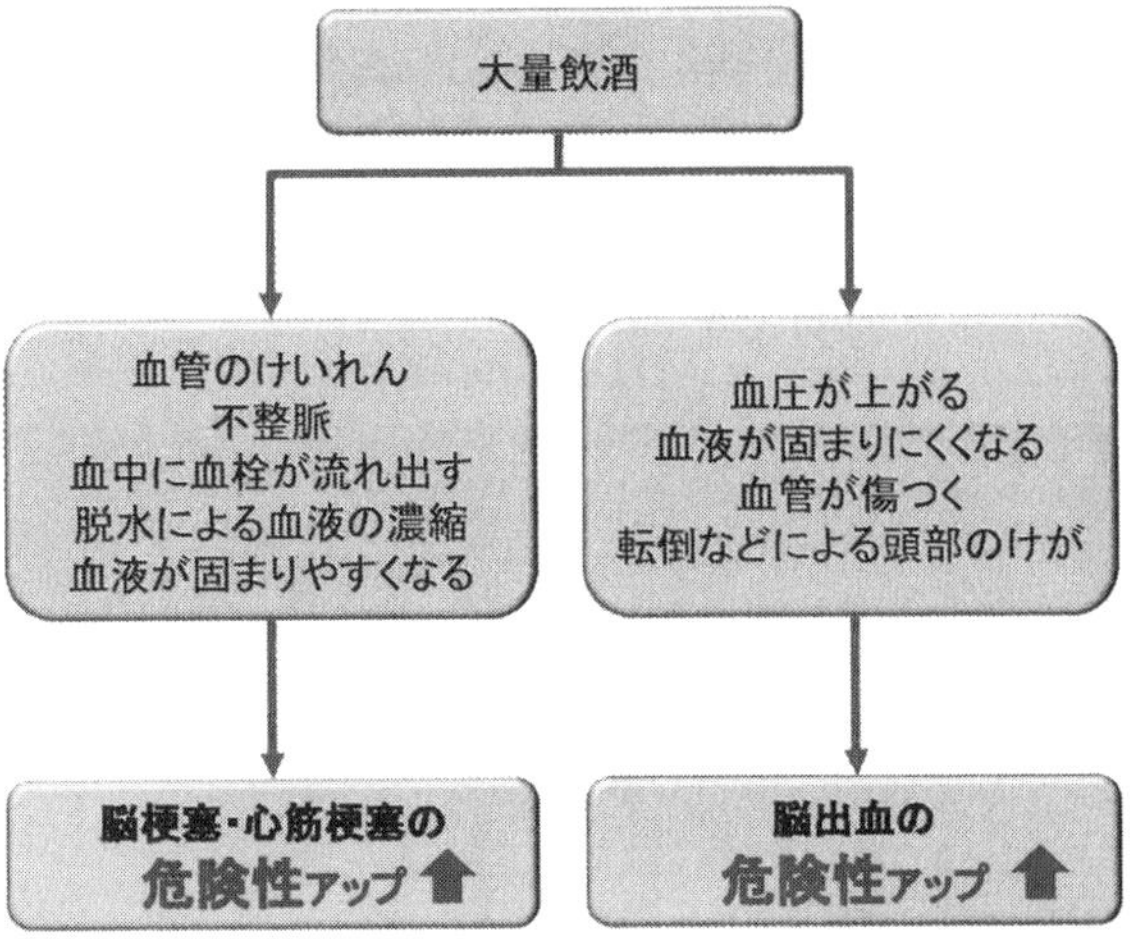

（JPPP リーフレット：後藤由夫　東北大学名誉教授）

図28　大量飲酒の血管・血流への影響

ルの悪化、痛風では発作の誘発につながります。

「テーラーメード医療」で一人ひとりに合わせた診療を

２０２１（令和３）年の敬老の日に発表されたわが国の１００歳以上の高齢者数は８万６５１０人、このうち約88％を女性が占めていたとのことです（厚生労働省報道発表資料、令和３年９月14日付）。

２０１９年、老年病専門医の資格更新のため30名の外来通院患者を年齢順にリストアップしたところ、30名全員が90歳以上で、１番目は１０２歳の私の義母でした。

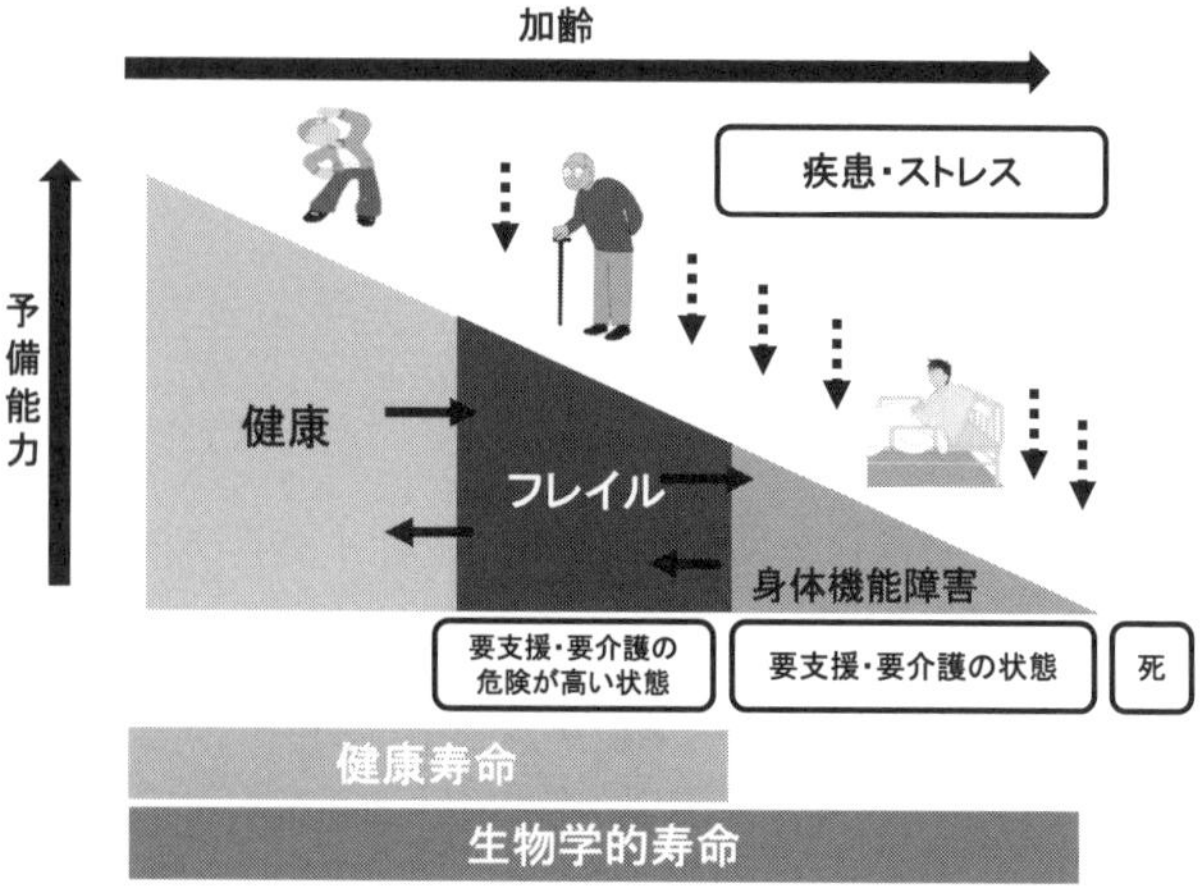

図29　フレイル（虚弱）の概念　日本老年医学会

フレイルの所見（図29）がなく、「いつの間にか80歳」を経過した方が大多数です。

ＣＫＤとフレイルは密接な関係にあります。ＣＧＡ分類のＣ（原疾患）に相当する糖尿病と高血圧は治療経過中に心筋梗塞や脳卒中など特有の合併症で死亡するか後遺症によって要支援・要介護の状態となります。この合併症や併発症を逃れた方々がフレイルの状態となります。

私の総合老年内科外来で、80歳までに亡くなられた方々の診断は、ほぼ全例ががんでした。「市のメタボ検診、ＣＫＤ（慢性腎臓病）検診、それに年に1回、人間ドックやがん検診を必ず受けてください」が私の口癖です。

がんは症状が出てからでは手遅れです。

私自身ががん治療に当たるわけではないとしても、患者の皆さんの健康寿命を延ばしてもらうためには、声をかけずにいられません。

そのため、私は各学会の認定専門医、専門医認定機構が認定する老年病、腎臓病、糖尿病、循環器病の専門医を、80歳代となった今もなお保持しています。

ところで、日本の医療で用いられる診断基準の多くは、国際的には米国のガイドライン、国内的にはかつての権威者の見解に左右されることが多いと見受けられます。生活習慣病に関連する学会のガイドラインにしても、欧米に追随しすぎているようです。

もともと日本人と欧米人とでは、長年の生活習慣の違いから、遺伝子にも違いがあります。海外の事例にもとづく基準は、補正が必要な場合が多いのです。

日本人同士でも、当然、体質は異なりますし、高齢になると個体差が大きくなります。降圧目標値や血圧コントロール目標値を暦年齢だけにもとづいて決定するような方法は、適当ではありません。

ところが、実地の臨床経験に乏しい医師ほどガイドラインに頼りきりとなる傾向があり、かえって悪影響を及ぼしているのではないかと、私は懸念しています。

生活習慣病の場合は、まさに個人個人の生活習慣にもとづく「テーラーメード医療」が求められます。

テーラーとは「仕立屋」の意味の英語です。服を一人ひとりの体格に合わせて仕立てるように、体質や生活、環境の個人差に応じてさまざまな知見を取り入れ、細やかに調整するのがテーラーメード医療です。

とくに、高齢の患者は合併症を持つケースが多く、その内容や程度は、当然、人によって異なります。そのような患者のために専門の枠を超え、総合的に対処するという意味でも、テーラーメードの考え方は不可欠です。

近い将来、がん専門病院では、ゲノム解析にもとづき、ターゲットを絞った高度ながん検診、高度な診療が実現するものと期待されます。また、iPS細胞の臨床応用も、さまざまな分野で進んでいます。こうした先端医療の実用化も、テーラーメードへの流れを後押しするでしょう。

第４章　自助・共助・公助の支え合いで「健幸なまちづくり」

見附市「健康運動教室」——簡単な運動の継続で体力年齢が若返る

２００２年９月、「つくばウェルネスリサーチ」（久野譜也筑波大教授）と提携して開始した見附市健康運動教室は「寝たきりゼロを目指して」から「日本一健康なまちづくり」に変更し、対象も60歳以上の市民から30歳以上の市民と市内企業の従業員に拡大して現在に至っています。筋トレの内容に多少の進歩（変更）はありますが20年間続いており、市民の健康寿命の延伸に貢献しています。

何歳になっても「スポート」で気軽に健康増進

健康運動教室の運動プログラムはストレッチ９種目から始まります。各種目を15秒間ずつ２回繰り返します（図30）。

続いて筋力トレーニングです（図31）。メニューは体力測定の成績に応じて決められています。

この筋トレは、私の場合を例に挙げれば、７種目を各10回ずつ３セットという具合です。⑥背筋は20回、④かかと上げは左右各10回を１セットとしています。

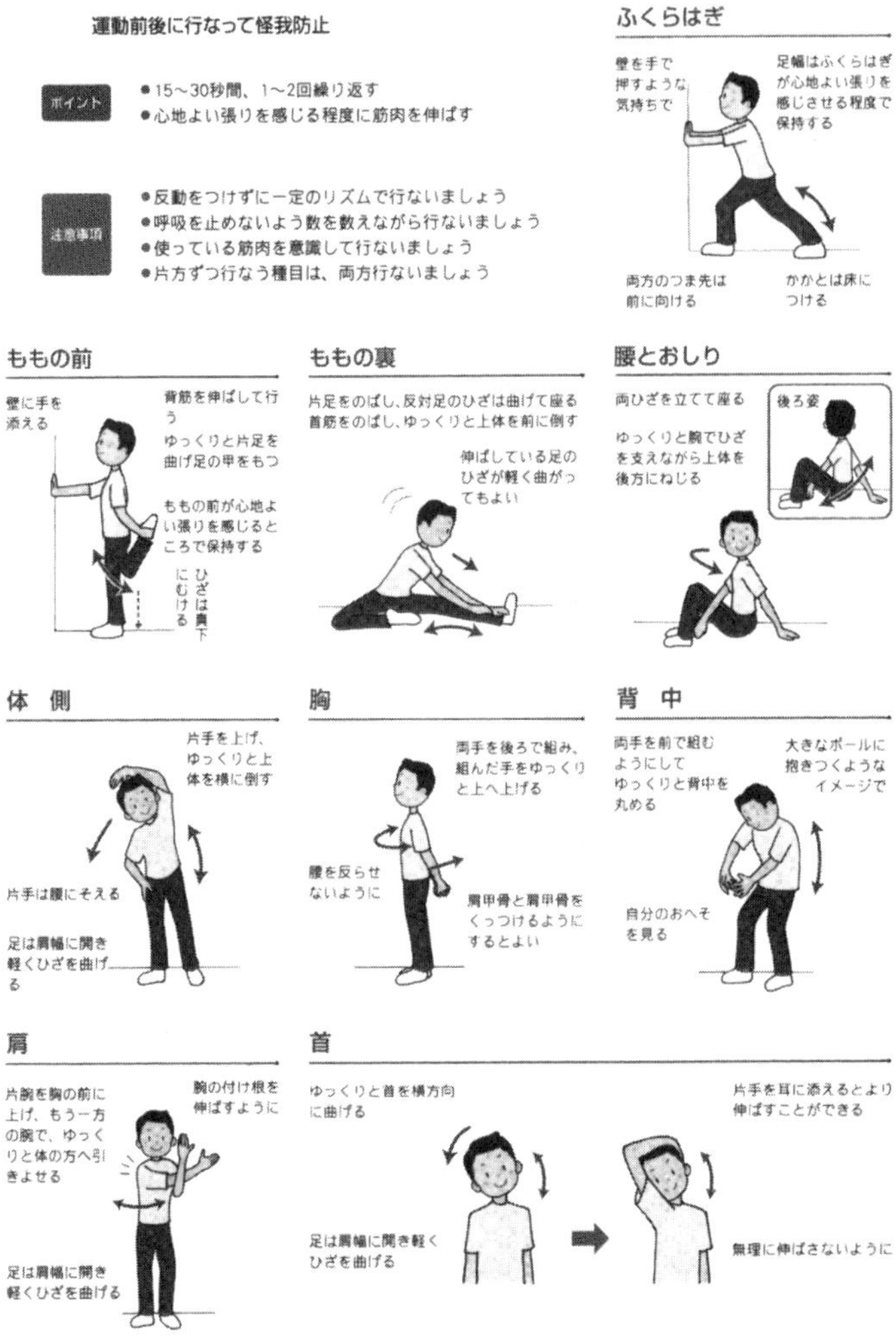
運動前後に行なって怪我防止
ポイント
●15～30秒間、1～2回繰り返す
●心地よい張りを感じる程度に筋肉を伸ばす
注意事項
●反動をつけずに一定のリズムで行ないましょう
●呼吸を止めないよう数を数えながら行ないましょう
●使っている筋肉を意識して行ないましょう
●片方ずつ行なう種目は、両方行ないましょう
ふくらはぎ
壁を手で押すような気持ちで
足幅はふくらはぎが心地よい張りを感じさせる程度で保持する
両方のつま先は前に向ける
かかとは床につける
ももの前
壁に手を添える
背筋を伸ばして行う
ゆっくりと片足を曲げ足の甲をもつ
ももの前が心地よい張りを感じるところで保持する
ひざは真下にむける
ももの裏
片足をのばし、反対足のひざは曲げて座る
首筋をのばし、ゆっくりと上体を前に倒す
伸ばしている足のひざが軽く曲がってもよい
腰とおしり
両ひざを立てて座る
ゆっくりと腕でひざを支えながら上体を後方にねじる
後ろ姿
体側
片手を上げ、ゆっくりと上体を横に倒す
片手は腰にそえる
足は肩幅に開き軽くひざを曲げる
胸
両手を後ろで組み、組んだ手をゆっくりと上へ上げる
腰を反らせないように
肩甲骨と肩甲骨をくっつけるようにするとよい
背中
両手を前で組むようにしてゆっくりと背中を丸める
大きなボールに抱きつくようなイメージで
自分のおへそを見る
肩
片腕を胸の前に上げ、もう一方の腕で、ゆっくりと体の方へ引きよせる
胸の付け根を伸ばすように
足は肩幅に開き軽くひざを曲げる
首
ゆっくりと首を横方向に曲げる
片手を耳に添えるとより伸ばすことができる
足は肩幅に開き軽くひざを曲げる
無理に伸ばさないように

図30　ストレッチング９種目

2　おしり（後面）
イスの後ろに立ち
背もたれに軽く手

持ち上げる

イスの後ろに立ち
背もたれに軽く手

足は腰幅に開く
両腕は前方に伸ばし、
ふとももに触れながら

手をすべらせながら

ステップ2
両うでを胸の前で組み、
背中を床にぴたりとつける
起き上がる
首からおきない

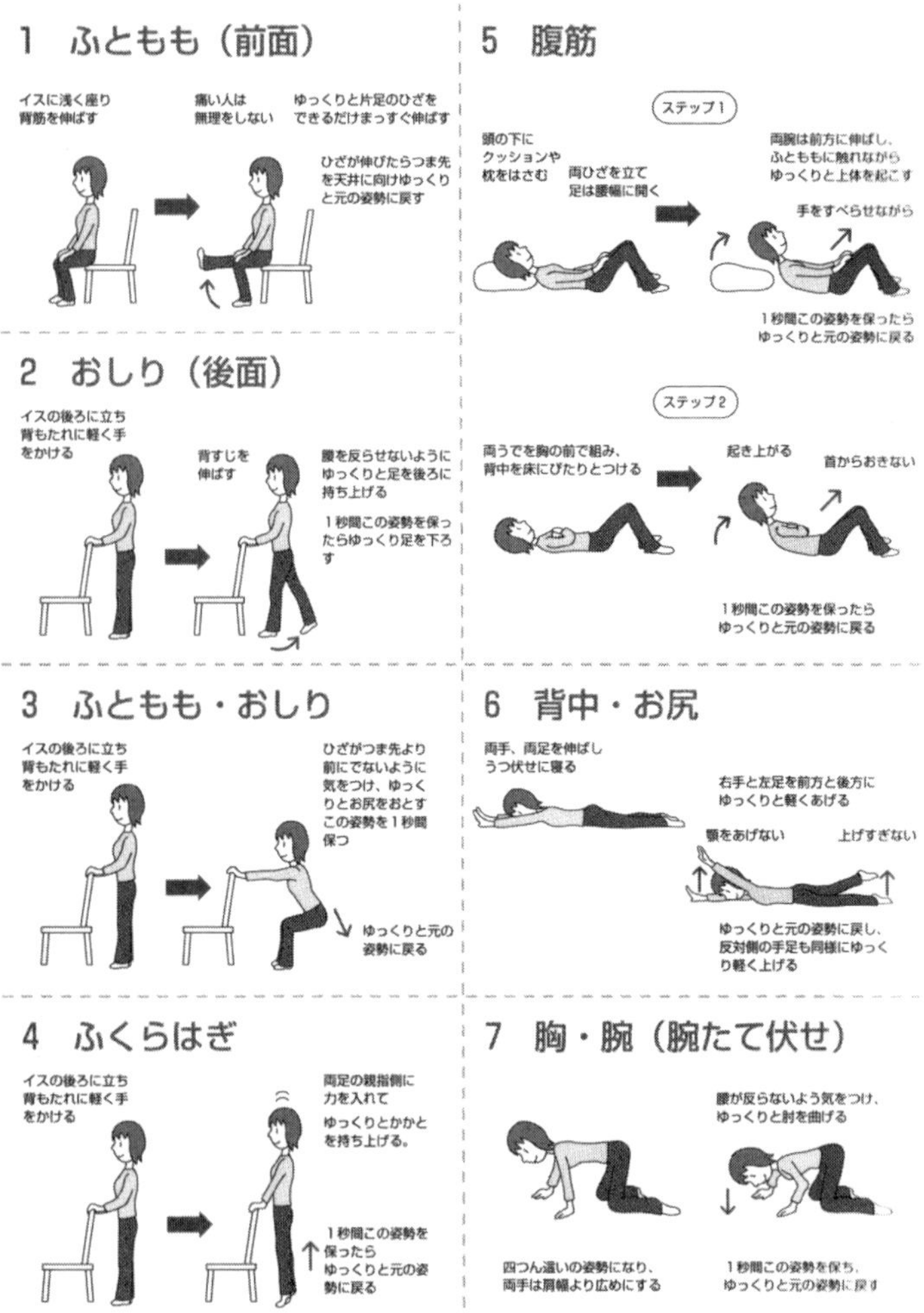
両足の親指側に
力を入れて
を持ち上げる。
1秒間この姿勢を
保ったら
ゆっくりと元の姿
勢に戻る
ステップ1
クッションや
枕をはさむ
り軽く上げる
7　胸・腕（腕たて伏せ）
腰が反らないよう気をつけ、
四つん這いの姿勢になり、
両手は肩幅より広めにする
1秒間この姿勢を保ち、
ゆっくりと元の姿勢に戻す

1　ふともも（前面）
イスに浅く座り

無理をしない

できるだけまっすぐ伸ばす
ひざが伸びたらつま先
を天井に向けゆっくり

3　ふともも・おしり
イスの後ろに立ち
背もたれに軽く手

ひざがつま先より

気をつけ、ゆっく
りとお尻をおとす

6　背中・お尻
両手、両足を伸ばし
うつ伏せに寝る
右手と左足を前方と後方に

顎をあげない
上げすぎない

図31　筋力トレーニング　レジスタンス運動７種目

運動継続者1人当たりの年間医療費は、平成18年の調査時には約10万円の節約につながっていました。

スポート（健康増進を目的にした運動）の効果は次のようにまとめられています。

1　運動の急性効果として、ブドウ糖、脂肪酸の利用が促進され血糖が低下する
2　運動の慢性効果として、インスリン抵抗性が改善する
3　エネルギー摂取量と消費量のバランスが改善され、減量効果がある
4　加齢や運動不足による筋萎縮や、骨粗鬆症の予防に有効である
5　高血圧や脂質異常症の改善に有効である
6　心肺機能を良くする
7　運動能力が向上する
8　爽快感、活動気分など日常生活のＱＯＬを高める効果も期待できる

（日本糖尿病学会編『糖尿病治療ガイド２０１０』文光堂）

「脳の健康教室」——簡単な読み書き、計算で認知症を予防

見附市では、市民向けの講演会や「脳の健康教室」、寸劇などに参加してもらうことを通じて、認知症の啓発と予防に努めています。

「脳の健康教室」は２００５（平成17）年に始まった取り組みで、学習療法の一種です。当市の場合は東北大学の川島隆太教授監修の教材にもとづいた読み書き、計算の教材を活用しています。

特別に難しい内容ではなく、健康な人なら誰でもスラスラ解けるものですが、簡単な作業でも繰り返し続けると、脳の健康維持に役立つのです。

２００５〜２０１２年の参加者の協力で認知機能検査を行った結果、一般の高齢者で90%、軽度認知症者でも87%の人に、認知機能の維持・改善が確かめられました。

認知症の予防には、脳の運動とスポートを組み合わせるのも有効です。

私は１日の歩数を70歳未満の方は８０００歩以上、70代は７０００歩以上、80代以上は６０００歩以上が一応の目途と思っています。うち30分以上は、早足で歩くブリスクウォーキングで、その間は両手でグーパー運動をしながら、ときどき声を出して五十音を唱え

●教室実施状況（延べ数）

	教室数	参加者数	サポーター
平成17〜24年	29	579名	158名

●ＭＭＳＥ(認知機能検査)の変化

①440名の一般高齢者

改善	47%
維持	43%
悪化	10%

参加者の90%に効果が見られた

②70名の軽度認知症者

改善	76%
維持	11%
悪化	13%

参加者の87%に効果が見られた

約90%の方が維持・改善

図32　脳の健康教室の成果

ます。とくに「ラリルレロ」は3回ほど大口で繰り返しています。暗算を繰り返すこともあります。

運動抜きでも、句作や工芸、音楽といった趣味に興じるのは、認知症の進行防止に役立つとされています。とくに短歌や俳句、絵、工作、写経、碁や将棋、マージャン、琴、カラオケなどが挙げられます。

まめに手紙を書くなどの軽作業も、脳の活性化に役立つようです。近ごろは編み物や縫い物をする女性をなかなか見かけませんが、昔はマフラーや手袋のような小物にとどまらず、セーターや浴衣のような衣類まで手作りだったと記憶しています。

こうした日常の営みは、ストレス解消にも役立っていたことでしょう。

ストレスは、うつ病の原因として広く知られていますが、認知症の原因でもあります。ストレスホルモンが分泌されると、脳で記憶をつかさどる海馬が機能の低下を来し、アルツハイマー病の発症と進展につながるとされています。

生活環境の変化もストレスをもたらします。その意味でも、高齢者の暮らしは、「慣れ親しんだ地域」で「なじみの人々」の輪の中でケアを受けながらという形が、何より望ましいと云えます。

少なくとも、孤独な状況に身を置くのは避けたいものです。肉親や友人の訃報、自分の退職や入院などがストレスとなり、認知症の発症・悪化のきっかけとなることもあるのです。高齢者に限ったことではありませんが、状況に応じた周囲の見守り、支えが欠かせません。

超高齢社会を保健・福祉・医療の連携で支える

見附市の健幸のための取り組みは、「健康運動教室」「脳の健康教室」のほかにも、転倒骨折を予防して体の生活機能を保つための「介護予防教室」、音楽を活用して心身の健康を増進する「健幸カラオケ教室」など、メニューが豊富です。

見附市は１９９２（平成４）年から、「医療と福祉の里」として市立病院、老人保健施設、特別養護老人ホーム、保健福祉センター、ふれあいプラザ、包括支援センターなどを次々に設置してきました。

前見附市長久住時男氏は、私の前著への寄稿文で、「この拠点は今後の地域包括ケア体制の中核として、当市のまちづくりには欠かせない重点箇所」だと記しています。

社会の超高齢化が進むなか、地域医療の向上と市民の〝健幸〟の実現のため、私が「見附市医療の里」（成人病センター病院）に赴任して、はや30年が経過しました。当時の見附市長、故内山文雄氏から招請を受けてのことでした。

今、わが国では多くの地域が人口の流出や、空き家・空き地の増加、限界集落、シャッター商店街といった問題を抱えています。また、核家族化や少子高齢化は老人世帯、独居老人の増加につながり、医療・介護サービスの提供をますます難しくしています。

重要なのは、人が倒れて医療・介護を必要とする前に、倒れることがないよう支えることでしょう。病気そのものの予防はもちろん、生涯現役で自立した生活が可能になれば、それに越したことはないはずです。

「自分は老境に入ったのだ」と思い込み、隠居を決め込んでしまうのも、もったいないことです。

高齢者にも各自に自分史があり、仕事、暮らしのための、さまざまなスキルが身についているはずです。心身が健康で生活の場があれば、誰もがスキルを活かして自活でき、社会貢献できるのです。

まちづくりは住民の健康づくりから

いくつになっても自立・自律した生活を送りつつ、社会参加・社会貢献を続ける。この誰もが抱く当然の願いが、高齢化の流れのなかでは、いっそう大切になります。こうした「自助」を可能にし、一人ひとり生きがいを感じられるよう、「共助」「公助」で支え合わなくてはなりません。

私は、このような暮らしの基盤となる「健幸園」の開設を夢見ています。

高齢者向けの施設の里というわけですが、日々の暮らしの場として、運動用の歩道や広場、野菜作りのための畑などを併設し、積極的に活用してもらう構想です。住居自体は一戸ずつ独立させ、中心の大きな広場を円く囲む配置を考えています。

住居は分譲しますが、1代限りで相続なしという条件とし、市民、あるいは都会の高齢者にも移住してもらいたいと思っています。

このような構想を実現するためには、やはり公助が欠かせません。公設民営の住宅が適していいます。一戸建てのほか、公営のマンションもいいでしょう。いずれにせよ、自助と共助で心身ともに充実した「健幸」な生活を送る基盤を、公助で支えるのです。

高齢者が次世代に負担を残すことなく人生を全うし、誰でも利用できる暮らしの場を、地域が脈々と引き継いでいく。このこと自体も重要で、ひいては市民の将来の安心につながるはずです。

健幸園には、ほかに保育園、幼稚園から各種専門学校などを併設します。健幸園の外に住む子どもたち、若者たちにも利用してもらって、園内の住民との交流の機会を生み出したいのです。

さて、健幸園の住民には、原則として「2－2－3」の生活を勧めたいと思います。1週間のうち2日間は何か自分の仕事にあて、2日間は地域のボランティア活動、ほかの3日間はフリーの生活という配分です。テレワークもお勧めです。

高齢者の働きは半日（2～3時間）を1単位とし、仕事は週に2～4単位のワークシェアリング。ボランティア活動も同様の設定を考えています。園の施設が多様なら、子供の放課後の保育や、施設の運営・維持など、果たせる役割はいろいろあるでしょう。

寝たきりのための病院や介護施設はすでに医療と福祉の里にあります。民間施設も揃《そろ》っています。健幸園はそれらの施設に移る前、健幸を持続するための施設です。

大山泰弘氏は、「人間の幸せ」とは人に愛されること、人に褒められること、人の役に立つこと、人に必要とされることだと述べています。自分は誰かの役に立っている、必要とされているという実感が持てるまちの実現に努めたいと念願しています。

地域在住の夜間勤務の父母たちのために幼児・学童を預かるとか、フレイル（虚弱）となった高齢者の話を聴く、スポーツの指導をする、介助するといった役割も立派な仕事です。次世代の負担を軽くすることにもつながるはずです。

ところで、前に述べた専門学校とは、ITや日本文化、実用的な英語・中国語会話など、時代にマッチした技能を履修できる施設です。教員は、リタイアされた専門家（できれば住人）にお願いしてはどうでしょう。

これからの人には、実力養成に重点を置いた教育機関が必要だと私は考えます。高齢になったあとも自立した生活を続けようとすれば、若いうちから仕事につながる技能をしっかり身につけ、経験を積んでおかなくてはなりません。学歴ばかりでなく、人のために働ける技能を、何かしら身につけておくのです。

テレビ番組「ポツンと一軒家」に住む高齢者の何と逞《たくま》しいことか。

「スマートウェルネスみつけ」——住んでいるだけで健幸になるまちづくり

見附市は、「健康長寿社会を創造するスマートウェルネスシティ総合特区」の一つとして、国の認定を受けています。

市の総合計画には、「スマートウェルネスみつけ」という見附市の将来像が示されています。「健幸＝ウェルネス」をまちづくりの中核に据えた計画です。「身体面の健康だけではなく、人々が生きがいを感じ、安心して豊かな生活を送れる」まちをめざそうというの

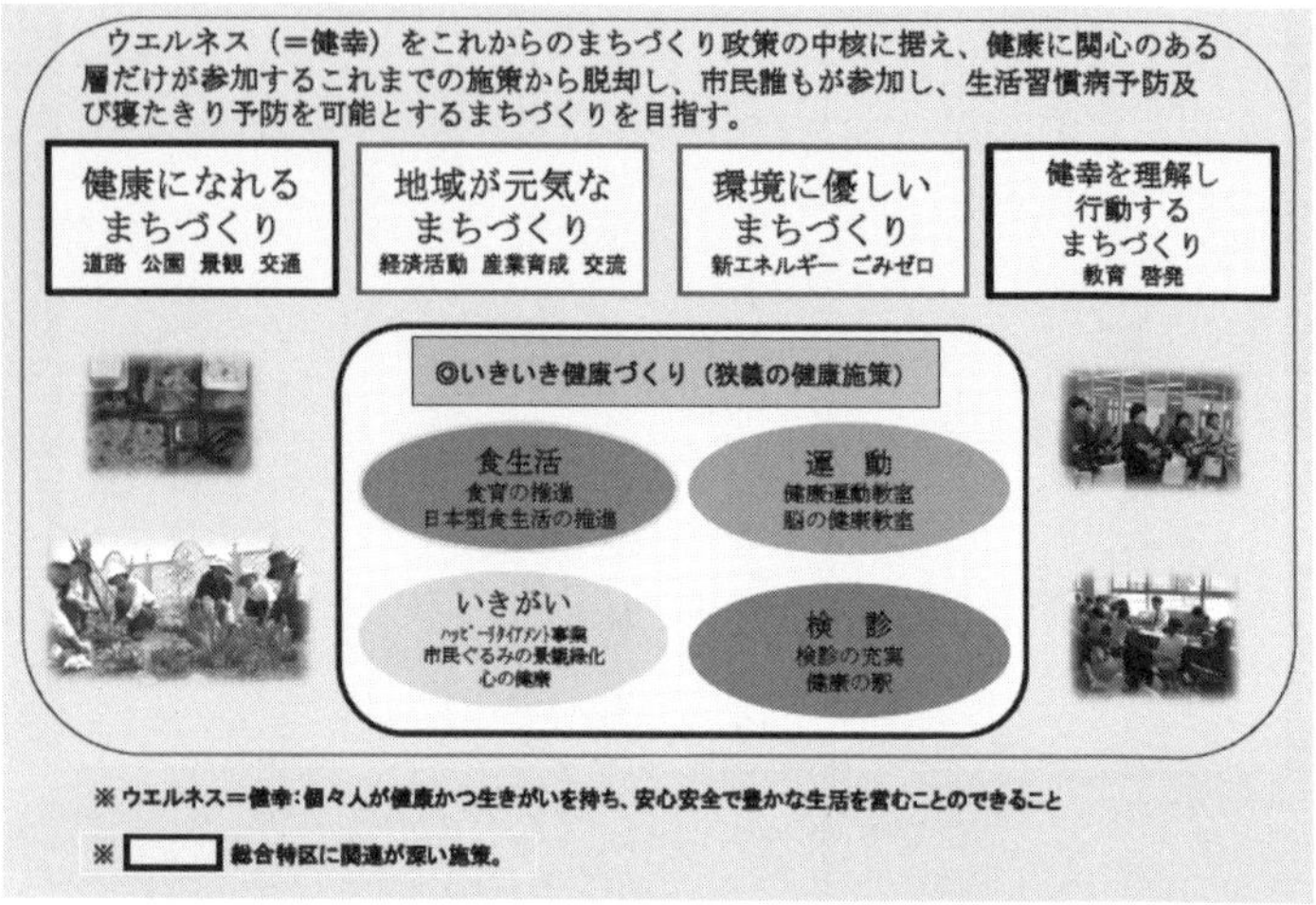

図33　スマートウェルネスみつけの推進プラン

です（見附市『スマートウェルネスみつけを目指して』）。

健康に対して関心が薄い市民も自然と健康になれる「住んでいるだけで健幸になるまちづくり」というキャッチフレーズのもと、ハード整備と仕組みづくりが総合的に進められています。

ソフト面の事業も「食生活（食育）」「運動」「生きがい」「検診」など視点が多様で、本書でも触れてきたとおりです。

「スマートウェルネスシティ（ＳＷＣ）」は、43都道府県の117市区町村（2022年4月現在）に広がる全国的な取り組みです。「超高齢・人口減社会によって生じるさまざまな課題」の克服のため、「健幸」を基本に据えたまちづくりを進めようというものです。

前見附市長の久住氏は、「スマートウェルネスシティ首長研究会」の会長としても活躍されました。この新しい都市モデルを見附市で実現した立役者でもあったのです。

おわりに

太平洋戦争開戦まもなくの1942年1月、新潟県の片田舎に生まれ、県立六日町高校卒業までの18年間、雪深い、自然豊かな南魚沼郡中之島村の地で過ごしました。

昭和時代の唱歌や民謡、演歌の歌詞そのものの生活が懐かしく思い出されます。

小学校1年生の教科書には、黒く塗り潰された部分もありました。小学校への約4㎞は徒歩で通学しました。村民生活は貧しく、「貧乏人の子沢山」の言葉どおり食うにも事欠く家庭もあったのですが、子ども同士、近隣住人同士、親戚が互いに助け合い、貧すれど鈍することなく戦後の復興をなしとげたのです。

小・中学校の先生方、祖父母、両親、親戚や周囲の大人から云われた教訓は、少年よ大志を抱け。井の中の蛙大海を知らず。情は他人の為ならず。働かざる者食うべからず（働けない者ではない）。天網恢恢疎にして漏らさず。有言実行。本気・元気・根気。人の振り見てわが振り直せ。雑草の魂。長じては、和して同ぜず。決断と実行。などでした。故郷を離れた1960年まで、一般家庭にはテレビも冷蔵庫もありませんでした。「ポツンと一軒家」というテレビ番組で紹介されるような昔の集落の生活そのものでした。新潟大学医学部には1960年に入学しました。当時は60年安保闘争の真最中でした。「安保反対」「安保反対」のデモ隊と警官隊が衝突し、樺美智子さんが亡くなられるという大騒動となりました。私は「自衛の軍事力を持たず、周辺にいつ侵略戦争を仕掛けないとも限らぬ国があるのに」との思いから闘争に参加せず、邦楽部や日赤医学生奉仕団に入り、読売新聞の「黄色い血追放」のキャンペーンに呼応して新潟県学生献血連盟を発起するなど、社会活動に熱中していました。

1967年、長岡赤十字病院（長岡日赤）でインターンを修了し、第2内科（木下内科）に大学院生として入局しました。当時もインターン闘争から学園紛争に発展し、医師国家試験は4月受験をボイコット、9月に受験しました。第2内科では腎臓病・高血圧研究班に所属、「ステロイド腎症の発生機序」を1972年10月、メキシコ市で開催された第5回国際腎臓学会議に発表（口演）しました。

1ドル360円の時代、会議に受理された日本の演題は応募数の3分の2でした。この学会議に同行した日本腎臓学会の泰斗の方々と、会議後も引き続きご交誼をいただいたのは幸運でした。

この新潟大学での研究生活から、臨床検査診断学に興味を持ち、最良の医療をめざすためには、優秀なコメディカルの存在が必須であり、医師はコーディネーターとしてコメディカルからの成績や意見を集約し、ともに患者さんの治療に当たらなければならないこと。日進月歩のチーム医療においては、内科医師はリーダーとしての役割のみならず、優れたコーディネーターでなければならないとの持論を持つに至りました。幸いなことに、大学院修了直後より医学部付属衛生検査技師学校講師に公務員ネーベンとして就職することになり、その後は組織改組で臨床検査技師学校講師、医療技術短期大学部助教授となり、臨床化学を担当しました。他教科の先輩教授方の力によるものと認識していますが、優秀な検査技師養成の責任は果たすことができたと思っています。臨床検査技師養成は１９７１年から１９７８年の約7年間でしたが、培われた臨床化学検査診断学が臨床研究の礎となりました。

１９７８年、長岡日赤に転勤、内科部長として２００２年3月まで勤めました。この間、人間ドックを再開し健康管理センター長、医療社会事業部長などを兼務しながら、臨床検査項目の充実をはかり、学会・研究会、各種講演会で発表、充実した日々を過ごすことができました。学究肌の医師、コメディカルの仲間が多く、この方々の協力を得て、血小板・凝固・線溶系と脂質代謝関連の検査項目の充実をはかり、それぞれの検査内容は大学に優るとも劣らぬ内容であったと自負しています。研究会では「にいがた動脈硬化性疾患研究会」を立ち上げ、「新潟止血血栓研究会」の幹事として活動しました。医師会活動としては、講演会講師として県内の郡市医師会のほぼ全医師会に招かれました。国民健康保険のレセプト審査にも携わりました。

新潟大学時代から「国民皆保険」「高齢者負担ゼロ」などの政策が実施され、平均寿命の延伸に寄与したことに間違いありません。しかし、高齢化（今日のような少子化は、当時予想できませんでした）が進行するとどうなるのか。後に、週刊誌の川柳にあった「年寄りは死んでくださ い国のため」などということになりはしないか。漠然とした心配から、日本老年医学会に入会し、折茂 肇理事長から評議員、関東甲信越支部世話人の推挙をいただき、後任の大内尉義東大教授から、第28回日本老年医学会関東甲信越地方会会長に任命され、１９９８年10月、新潟県で初めての地方会を長岡市で開催することができました。１９８７年ごろから老年病センター構想に着手し、紆余曲折を経て１９９２年７月、内山文雄見附市長の招請に応じて、市立成人病センター病院を開院するに至りました。当時も看護師不足と医師不足は深刻な問題でしたが、30年以上を経た現在もなお解決されず、さらに診療所の減少も加わっています。国、県、市町村で抜本的な解決をめざした対策、少なくとも数十年を見越した対策を早急に実施する必要があります。綜合老年内科医をめざして50有余年、健康寿命を延ばし平均寿命との差を３年以内にしたいとの願いは達成されていませんが、少子高齢化が進行している今こそ、重要な課題（あるいは永遠の課題）であり、皆さん全員がスタートラインに立ってほしいと念願しています。

冷蔵庫の普及（食塩摂取量の減少と動物性たんぱく摂取量の増加）が脳出血死の減少をもたらし、一方、冷蔵庫の普及（動物性脂肪摂取量の増加）が高脂血症、糖尿病、メタボリックシンドローム、動脈硬化症の増加をもたらし、脳梗塞死と心筋梗塞死の増加につながったとの仮説は実生活から導かれたものです。

長岡日赤に赴任して動脈硬化および動脈硬化性疾患（とくに脳梗塞）の予防医療を臨床研究のテーマとして、日本人間ドック学会や日本動脈硬化学会に発表し、新潟県内初の評議員に任命されましたが、臨床検査学の進歩を学会でチェックし、日常検査項目に採り入れて、データを発表してきたからと思っています。ガイドラインが発表される前に自験例の成績をまとめていましたので、ガイドラインは尊重しましたが、和して同ぜずの精神で対処してきました。と云うのは、ガイドラインはしばしば変更されるからです。理由は主に欧米の大規模臨床試験成績の結果や新薬の治験成績にもとづく、米国のガイドライン変更に追従することが多いのですが、時には動機不明のこともあります。

現在は日本高血圧学会（ＪＳＨ）のガイドラインを参考にしていますが、降圧目標値を成人と65歳以上の高齢者（人生１００年と喧伝される今日、高齢者は75歳以上とすべき）

に区分することには大反対、脱水に注意しつつ成人と同じ目標値としています。血圧値を家庭血圧値を中心にしたことは、主治医と患者が共通の認識で治療に臨んでいくためです。

小著『寿命革命Ⅱ』は「血液透析療法を回避する腎機能温存療法」のタイトルで上梓しました。新型コロナ感染症のパンデミックで発行が大幅に遅れたのに加え、見附市の発行としていただき、３００部のみの部数としましたので、多くの方々にお届けすることができず、その概要を第2章として採り上げました。糖尿病性腎臓病や腎硬化症による慢性腎臓病（ＣＫＤ）Ｇ3b〜Ｇ５の腎不全例の治療に、水分制限ではなく、逆に水分負荷を行う新しい治療法を実施し、高齢者の治療法として有効であるとの確証を得たので、症例30余名の段階ですが紹介いたしました。透析例に比べ年間１人当たり４００万円の医療保険機関からの持出しが少なく、さらに患者さんのＱＯＬに大差が出ますので、是非ともご検討いただきたいと存じます。

また、本著書の内容は「コロンブスの卵」に過ぎませんが、目新しいことが多いのではないかと思います。

少子高齢化が進むなか、高齢者を65歳以上とし、社会を支える側から社会に支えられる側にカウントする政策は現実的ではありません。私は新潟大学時代に日本老年医学会の会員となり、その後、理事長の折茂肇東大教授のご推薦で評議員となり、長岡日赤時代には老年病専門医を標榜していました。現在、老年医学会では特別会員兼関東甲信越支部名誉会員を務めています。

超高齢社会を反映して、病院・診療所（医院）を問わず、患者に占める高齢者の割合は圧倒的に多く、高齢患者はいくつかの病気を併発・合併しているにもかかわらず、老年病の専門医が少ない上に、医師養成機関である大学の老年病講座は減少傾向にあります。これは由々しき問題です。国民は良き臨床医（医者）を求めているのです。なぜなら伊藤裕慶應大教授の提唱するメタボリックドミノによれば、内臓脂肪蓄積（肥満）に端を発するメタボリックシンドロームは、積極的な介入をしないかぎり、加齢とともに高血圧や脂質代謝異常、糖代謝異常の進行によって、高血圧症、脂質異常症、2型糖尿病に進展し血管障害が徐々に進行していきます。

糖尿病を例にとれば、20世紀末までは3大合併症と呼ばれる糖尿病性ニューロパチー、網膜症、腎症などの細小血管障害の予防と治療のため、良好な血糖コントロールに専ら関心が向けられてきました。しかし、今世紀になって、メタボリックドミノに対する治療薬の急速な進歩で、寿命（平均・健康・貢献）が大幅に延伸している超高齢社会では、大血管障害（心筋梗塞、脳梗塞、末梢動脈硬化）に対処していかなければなりません。とくにドミノ倒しで死を免れた高齢者には、ＣＫＤ、認知症やがんの進展に対しても関与せざるを得ないのです。高齢者のより良い診療（地域医療）のために老年病学講座はますます必要です。見附市は少なくともＳＷＣ（健幸社会）のトップ集団にいると自負しています。本著が皆さんの健康寿命と貢献寿命（秋山弘子東大名誉教授提唱）にわずかながらもお役に立てられれば幸いに存じます。

擱筆するにあたり、長い間ご指導をいただいた久住時男見附市前市長、図表作成にご協力いただいた市立病院職員、市保健福祉センター健康福祉課職員の皆さんに深謝いたしますとともに、本出版にご尽力いただいた文芸社編集部の塚田紗都美氏と金野博氏にあらためて心からのお礼を申し上げます。

参考文献

鳴谷亮一・小町喜男・渡辺孝編著『日本人の栄養と循環器疾患』保健同人社、1977年
今井潤『わかりやすい高血圧Q＆A　最新の降圧薬療法：セルフケアの実際』保健同人社、2002年
荒川規矩男編『高血圧研究の偉人達』先端医学社、2005年
日本高血圧治療ガイドライン作成委員会編「高血圧治療ガイドライン2018」日本高血圧学会、2018年
池田康夫総合監修「知ってほしい生活習慣病のこと」（JPPPリーフレット集、脳卒中・心筋梗塞一次予防法調査　JPPP）、2010年
後藤由夫『決定版！　成人病予防のすべて』日本放送協会、1995年
後藤由夫『医学概論』文光堂、2004年
「国民衛生の動向」厚生統計協会、2015~2020年
厚生労働省編「厚生労働白書　平成18年度版」ぎょうせい、2006年
厚生労働省大臣官房統計情報部編「人口動態統計」厚生統計協会、2002年
永川祐三『抗がん食品事典：医者がすすめる83種 最新版』主婦と生活社、2002年
山内敏正・門脇孝著／清野裕編集代表『DIABETES JOURNAL』協和企画、2014年
大内尉義・秋山弘子・折茂肇編『新老年学　第3版』東京大学出版会、2010年

骨粗鬆症の予防と治療ガイドライン作成委員会編「骨粗鬆症の予防と治療ガイドライン２０１５版」、ライフサイエンス出版、２０１５年
山本章『経験から学ぶ老年医療』中外医学社、２０１０年
山本章『ゆとりなき社会への提言　自律・自戒なき自由と、総合的思考を欠落した専門分化は文明を滅ぼす』中央公論事業出版、２０１２年
山本章『老年医療を通じて知る老化の予防』中外医学社、２０１６年
山本章『横断的に見る老年医学　基礎と臨床の間を流離う』中外医学社、２０１８年
新潟日報報道部編著『認知症とともに　安心して暮らせる社会へ』新潟日報事業社、２０１４年
医療情報科学研究所編『病気がみえる vol.8　腎・泌尿器』メディックメディア、２０１３年
日本糖尿病学会編著「ＣＫＤ進展予防のための特定健診と特定保健指導のあり方に関する研究」（糖尿病治療ガイド　２０２０－２０２１）、文光堂、２０２０年
岩野正之編「特集　糖尿病性腎臓病（ＤＫＤ）：疾患概念と重症化予防のポイント」（日内会誌）、２０１９年
浦野友彦編「特集　骨粗鬆症治療の進歩：２０１９」（日老医誌）、２０１９年
矢冨裕監修・岡田浩一・黒川峰夫編「臨床検査を使いこなす」（日本医師会誌、１５０巻）、２０２１年
日本腎臓学会編『エビデンスに基づくＣＫＤ診療ガイドライン２０１８』東京医学社、２０１８年
槇野博史・秋澤忠男・山縣邦弘編『腎疾患・透析最新の治療２０１４－２０１６』南江堂、２０１４年
山縣邦弘・南学正臣編『腎疾患・透析最新の治療２０２０－２０２２』南江堂、２０２０年

島田和幸・川合眞一・伊豆津宏二・今井靖編『今日の治療薬2022　解説と便覧』南江堂、2022年
槇野博史編「特集 糖尿病性腎症治療と腎症治療薬の新しい展望：Medicinal 2」医学出版、2012年
羽生春夫・櫻井博文共編『まるごとわかる！　認知症』南山堂、2020年
赤井裕輝「糖尿病性腎症の治療を成功させよう！」（さかえ58：7－12）、2018年
植木浩二郎「J-DOIT3 強化療法の合併症抑制効果」（さかえ59：28－32）、2018年
小倉雅仁・稲垣暢也「高齢者糖尿病治療ガイド2021」（Diabetes journal49：22－25）、2022年
厚生統計協会編『図説　国民衛生の動向2009』厚生統計協会、2010年
島田和幸企画構成「特集　抗血小板療法と動脈硬化：動脈硬化予防 4」メジカルビュー社、2005年
日本糖尿病学会編『糖尿病治療ガイド2020－2021』文光堂、2020年
日本腎臓学会編「腎臓学この一年の進歩」（日腎会誌55：1－90）、日本医師会、2013年
橋本信也監修「最新臨床検査のABC」（日医会誌135）、日本医師会、2006年
磯部光章・弓倉整監修「特集 心不全パンデミック」（日医会誌149）、日本医師会、2020年
「革新と伝統が協奏する内科学」（第117回 日本内科学会講演会）、日本内科学会、2020年
荒井秀典監修、佐竹昭介編『フレイルハンドブック2022版』ライフ・サイエンス社、2022年
日本老年医学会編『老年医学テキスト　改訂版』メジカルビュー社、2002年
柳田素子編「特集 AKI（急性腎障害）Update」（日内会誌110）、2021年
「特集 腎臓と多臓器連携を考える」（内科126巻：162－291）、2020年
鈴木敦詞編「特集 慢性疾患としての骨粗鬆症」（日内会誌111巻：721－786）、2022年

日本老年医学会編著『高齢者の安全な薬物療法ガイドライン２０１５』メジカルビュー社、２０１５年
梅田悦生『常用医薬品の副作用　禁忌・慎重投与・相互作用への対応』南江堂、１９９９年
西慎一編「特集 慢性腎臓病と心血管系疾患」（日内会誌１０５巻：７９１－８５５）、２０１６年
高橋壮一郎『寿命革命』新潟日報事業社、２０１５年
高橋壮一郎『寿命革命Ⅱ』見附市、２０２２年
高橋壮一郎「90超えてPin Pin Pokkuri臨床医40余年の集大成」見附市立病院、２０１０年

て

と

な

に

ね

の

は

ひ

索　引

著者プロフィール

高橋 壮一郎（たかはし そういちろう）

1942年　新潟県南魚沼市出身。六日町高校、新潟大学医学部卒
1967年　同第2内科に大学院生として入局
1971年　同大学院修了、医学博士。公務員ネーベンとして医学部付属衛生・臨床検査技師学校講師
1974年　新潟大学医療短大助教授。第2内科兼任講師
1978年　長岡赤十字病院 内科部長。医療社会事業部長。健康管理センター長兼務
1992年　見附市立成人病センター病院長
1996年　見附市保健福祉医療センター長、市立病院顧問。ケアプラザ見附施設長兼務
2010年　定年退職。非常勤特別職として同上継続
2020年　見附市保健福祉医療センター長、市立病院名誉病院長として現在に至る

所属学会（専攻分野）
日本専門医認定機構認定学会専門医　糖尿病、腎臓病、循環器病、老年病
日本医師会認定健康スポーツ医
日本老年医学会特別会員、関東甲信越支部名誉会員
日本動脈硬化学会功労会員
1998年9月、第28回 日本老年医学会関東甲信越地方会会長

既刊著書とキャッチフレーズ
●90超えて Pin Pin Pokkuri（スリーP デス）2010年、見附市立病院
（90歳を超え眠るように人生を閉じる）
人は血管とともに老い、脚力とともに老いを知る
スポート（健康増進運動）のすすめ　（スポーツ〔競技運動〕と運動の目的を分ける）
●『寿命革命』（目指すは健康寿命10年延伸）2015年、新潟日報事業社
臍帯血で分かったコレステロールの真実
冷蔵庫がポックリ脳出血を9割減少
お風呂場で脱水事故はなぜ起きる　深酒後、長風呂は危険
水（水分）は百薬の長
●『寿命革命Ⅱ』2022年、見附市
血液透析療法を回避する腎機能温存療法
論より証拠、証拠より仮説へ

寿命革命Ⅲ

2023年７月20日　初版第１刷発行

著　者　高橋 壮一郎
発行者　瓜谷 綱延
発行所　株式会社文芸社
〒160-0022　東京都新宿区新宿1－10－1
電話　03-5369-3060（代表）
03-5369-2299（販売）

印刷所　株式会社平河工業社

ISBN978-4-286-23582-0